实用表面解剖学

主　编　郭长青　黄怡然　付达尔丽

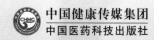

中国健康传媒集团

中国医药科技出版社

内 容 提 要

本书是一部表面解剖学专著，较为详尽地介绍了骨骼和肌性标志的基本情况和体表定位。部位介绍版块简明扼要地介绍了骨骼的形态特征和肌肉的起止走向与功能；体表定位版块细致描述了被检查者在一定体位和姿势下，检查者如何观察和触摸到相关结构。所配实体写真照片清晰展示了所描述的解剖结构，与文字部分相互阐释、互为补充，紧密联系临床，实用性强，是本书的一大特色。本书既可作为各医学院校开设表面解剖学课程的教材使用，也是一本在教学、科研和医疗方面颇具价值的参考书，尤其适用于从事疼痛科、骨科、针灸科、推拿科、针刀科的医务工作者。

图书在版编目（CIP）数据

实用表面解剖学 / 郭长青，黄怡然，付达尔丽主编 . — 北京：中国医药科技出版社，2020.7
ISBN 978-7-5214-1857-6

Ⅰ . ①实… Ⅱ . ①郭… ②黄… ③付… Ⅲ . ①人体解剖学 Ⅳ . ① R322

中国版本图书馆 CIP 数据核字（2020）第 093959 号

美术编辑	陈君杞
版式设计	也　在

出版　**中国健康传媒集团**｜中国医药科技出版社

地址　北京市海淀区文慧园北路甲 22 号

邮编　100082

电话　发行：010 – 62227427　邮购：010 – 62236938

网址　www.cmstp.com

规格　787 × 1092mm $^1/_{16}$

印张　9 $^3/_4$

字数　208 千字

版次　2020 年 7 月第 1 版

印次　2024 年 4 月第 2 次印刷

印刷　北京侨友印刷有限公司

经销　全国各地新华书店

书号　ISBN 978-7-5214-1857-6

定价　**49.00 元**

获取新书信息、投稿、为图书纠错，请扫码联系我们。

编写人员名单

主　编　郭长青　黄怡然　付达尔丽

副主编　张秀芬　郭　妍　刘福水

编　委　张　义　梁楚西　陶　琳　金英利

　　　　　车　睿　费　飞　李娃恩　罗智超

　　　　　马诗凝　张丽萍　付伟涛　崔成埈

　　　　　朴起范　张伟夫　傅松福　黄永强

　　　　　肖　响　谭　鑫

前　言

　　人体解剖学是医学专业均开设的基础必修课，几乎所有学医之路都是从学习解剖学开始的。解剖学之于医务人员的重要性由此可见一斑！而表面解剖学作为一门新兴的解剖学分支，在临床实践中的重要性更是毋庸置疑。但令人遗憾的是，在我们的教学与临床实践中，常常遇到学生虽熟读解剖学课本却连人体喙突都无法准确触及的现象；有着多年临床经验的针灸科医生，虽治好患者无数，却说不清针下所达骨骼肌肉的名称及体表定位。基于这些感触，我们认为有必要为广大在校医学生和临床医生提供一本好学好用的表面解剖学著作。

　　表面解剖学是研究人体深层结构与表面关系的科学，通过观察和触摸来研究人体体表的形态和结构以及深部结构和器官在体表的标志和投影。本书为了突出临床应用最广泛的骨骼和肌性标志，去繁就简，没有将视角着眼于体内器官和血管神经的体表投影，而集中笔墨专门论述了人体可肉眼观察或直观触摸到的骨骼和肌肉结构，并一一配上清晰美观的实体写真照片。对于每一解剖结构，在文字方面，我们给予了简明扼要的基本介绍，包括骨骼的形态特征和肌肉的起止走向与功能；在体表定位版块，我们细致描述了在被检查者一定体位和姿势下，检查者如何观察和触摸到相关结构。在图片方面，我们的编写人员亦倾注了大量心血，如为了给大家呈现出既能清晰展示骨性和肌性解剖结构又不至于夸张失真的照片，在挑选模特上着实费了一番苦心。特别值得一提的是，在临床诊疗中，我们时常意外发现有些患者某些解剖结构轮廓清晰易于肉眼直接观察，让我们如获至宝。因此本书中很多照片来自于临床患者的无偿支持，在此要特别感谢这些患者朋友们。本书的516幅插图是从我们将近万张照片中仔细挑选出来的，并进行了必要的美化处理和标注工作。同时，在本书的编写过程中，我们参阅了大量相关著作，受到了很大启发和教益，在此，我们向原作者表示崇高的敬意和衷心的感谢！

　　虽然我们竭力希望为大家呈现一部理想的表面解剖学作品，但由于时间仓促，作者水平所限，书中的缺点和不足之处在所难免，恳请各位同道和读者给予批评指正，以便再版时修订，先致谢意。

编者

2019 年 10 月

目 录 |

第八章　髋（臀）部 ………………………………………………………… 84

第九章　股部 ………………………………………………………………… 95

第十二章　踝和足

第一节　骨性标志

第二节　肌性标志

第一章

头颈部

颈部整体观

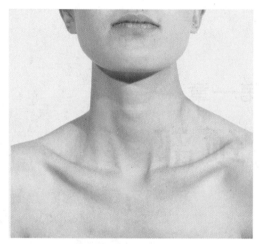

图 1-1　颈部前面整体观

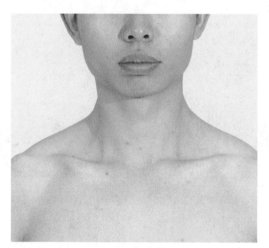

图 1-2　颈部前面观

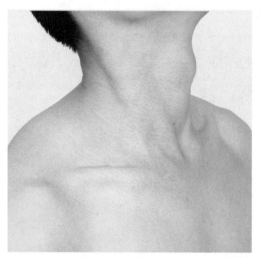

图 1-3　颈部侧面观

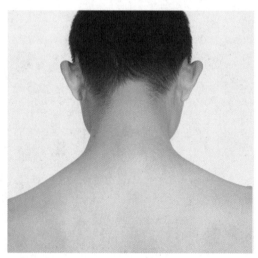

图 1-4　颈部后面观

第一节　骨性标志

一、枕外隆凸

【部位介绍】枕外隆凸是枕鳞中央的骨性隆起，位于头颈交界处，枕部正中线有项韧带附着。

【体表定位】检查者沿项沟向上摸，在枕部可触及一明显的骨性隆起，即枕外隆凸。在幼儿，由于颅骨正在生长发育，故枕外隆凸不明显。（图 1-5）

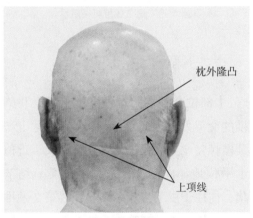

图 1-5　枕外隆凸、上项线

二、上项线

【部位介绍】上项线在枕外隆凸的两旁，向乳突基部伸展弯曲的横行骨嵴，有胸锁乳突肌和斜方肌附着。

【体表定位】在枕外隆凸两侧，有两对弓状线，上一对不明显，为最上项线；下一对较明显，即上项线。因此，检查者在触及枕外隆凸后，自枕外隆凸下方向乳突基底部方向触摸，所触及的横行骨嵴即为上项线。（图 1-6）

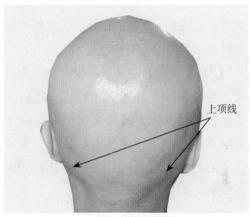

图 1-6　上项线

三、乳突

【部位介绍】乳突为位于耳垂后方的圆丘状骨性隆起，是颞骨乳突部的一部分。

【体表定位】被检查者取坐位或俯卧位，检查者在耳垂后方可触及一圆丘状骨性隆起。若将头旋向对侧时，可明显地见到胸锁乳突肌终止于该处。（图 1-7）

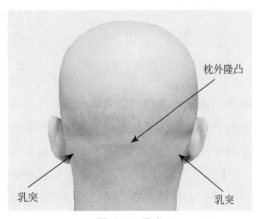

图 1-7　乳突

四、第 1 颈椎后结节

【部位介绍】第 1 颈椎又称寰椎，其形状与其他颈椎差别较大。该颈椎没有椎体，没有棘突，呈环状，故名寰椎。在寰椎后弓的后部，与一般颈椎棘突相对的位置生有后结节，是头后小直肌等软组织的附着点。

【体表定位】被检查者取坐位或俯卧位，检查者从枕外隆凸循后正中线向下触摸，在枕部以下和第 2 颈椎棘突以上可触及一个凹陷，此凹陷深处即为寰椎后弓的后结节所在，部分体型较瘦的人可以触及后结节。（图 1-8）

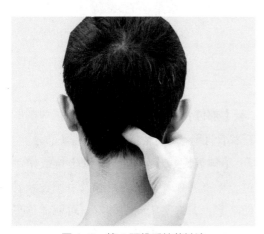

图 1-8　第 1 颈椎后结节触诊

五、第 2 颈椎棘突

【部位介绍】第 2 颈椎棘突是所有颈椎棘突当中最大的棘突，而且分叉，在体表容易触及，是颈部从上到下能触及的第一个棘突，因此也是重要的体表定位标志。

【体表定位】被检查者取坐位或俯卧位，检查者从枕外隆凸循后正中线向下触摸，越过枕部以下的凹陷，可触及一个明显的骨突，此骨突就是第 2 颈椎棘突，由于第 2 颈椎棘突分叉，且有很多软组织附着，因此在体表触诊时该骨突较宽大。（图 1-9）

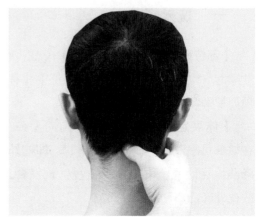

图 1-9　第 2 颈椎棘突触诊

六、第 7 颈椎棘突

【部位介绍】第 7 颈椎位于颈椎与胸椎的交界处，因此形态与胸椎接近。第 7 颈椎棘突比其他颈椎棘突长且粗大，近似水平位地伸向后方，末端不分叉呈结节状，往往于皮下形成一隆起，故第 7 颈椎又名隆椎。第 3 到第 5 颈椎的棘突埋于厚实的项韧带深面，一般不易触及。第 7 颈椎棘突可随着颈部转动而转动，且能在体表触及，因此可作为临床辨认椎骨序数的标志。

【体表定位】被检查者取坐位或俯卧位，略向下低头，检查者可在颈胸交接处见到明显的隆起，即为第 7 颈椎棘突。在项部后正中线从上向下触摸，在下颈段触及的特别明显的骨性突起为第 7 颈椎棘突。当颈部转动时，第 7 颈椎棘突可随之而移动，而第 1 胸椎则不动。（图 1-10）

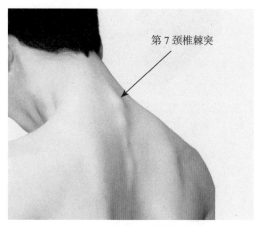

图 1-10 第 7 颈椎棘突

七、颈椎横突

【部位介绍】颈椎横突是椎弓根的移行部向两侧各发出伸向外方的突起。其中第 2 颈椎横突位于乳突尖下 1.5cm 处；第 4 颈椎横突相当于颈外静脉与胸锁乳突肌交叉水平或平甲状软骨上缘，或胸锁乳突肌后缘中点上 1cm 处；第 3 颈椎横突位于第 2 颈椎与第 4 颈椎横突连线的中点，相当于舌骨水平；第 6 颈椎横突是颈椎中最为明显、最易扪及的，在乳突至第 6 颈椎横突前结节（颈动脉结节）的连线上，紧贴皮下时易于触及。它的位置相当环状软骨水平。第 6 颈椎横突较长，且前结节显著，当头转向对侧时在胸锁乳突肌后缘、锁骨上三横指处可触及。颈总动脉在其前方通过，固有颈动脉结节之称。上述各横突间距平均为 1.5cm。胸锁关节上 3cm 相当于第 7 颈椎横突水平。

【体表定位】被检查者取坐位，检查者嘱被检查者头转向对侧，于乳突与下颌角连线中点水平的胸锁乳突肌前缘处即可触及第 1 颈椎横突；于下颌角下方的胸锁乳突肌前缘处即可触及第 2 颈椎横突，与第 1 颈椎横突不同，第 2 颈椎横突更不明显；于舌骨角水平线与胸锁乳突肌后缘的交界处可触及第 3 颈椎横突；于甲状软骨近上缘水平线与胸锁乳突肌后缘的交界处可触及第 4 颈椎横突；于甲状软骨水平线与胸锁乳突肌后缘的交界处可触及第 5 颈椎横突；于环状软骨水平线与胸锁乳突肌后缘的交界处可触及第 6 颈椎横突；第 7 颈椎横突位于第 6 颈椎横突之下，第 3 至 7 颈椎均位于胸锁乳突肌和斜方肌之间。（图 1-11~16）

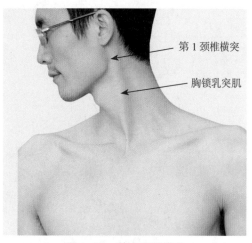

图 1-11 第 1 颈椎横突

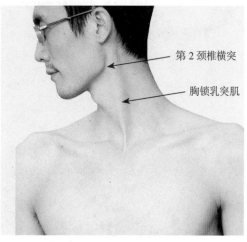

图 1-12 第 2 颈椎横突

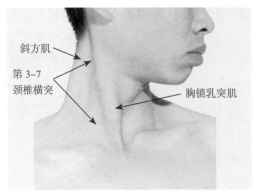

图 1-13　颈椎横突

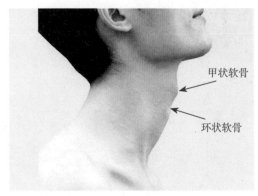

图 1-16　环状软骨

八、眶上缘及眶上切迹（孔）

【部位介绍】眶上缘是眶口的上缘，位于眉弓下侧。在眶上缘的中、内 1/3 的相交处，距正中线约 2.5cm，即为眶上切迹（孔）的所在部位。眶上切迹处有眼神经的分支眶上神经及眶上血管通过，分布于上睑和额部，如用力压迫此部位，可有明显的痛觉。

【体表定位】在眉毛的下缘可以清楚地摸到一弓状锐缘，即眶上缘。在眶上缘的中、内 1/3 的相交处，距正中线约 2.5cm，可触及一切迹或一孔，即为眶上切迹（孔）。（图 1-17）

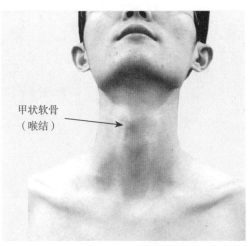

图 1-14　甲状软骨 1

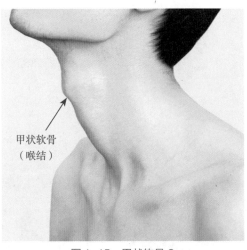

图 1-15　甲状软骨 2

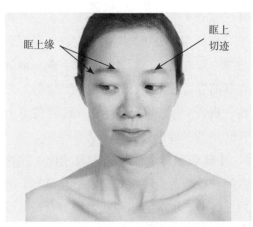

图 1-17　眶上切迹

九、眶下缘及眶下切迹（孔）

【部位介绍】眶下缘是眶口的下缘，由上颌骨和颧骨组成。在眶下缘中点下方约0.5~1cm，离面部正中线旁约2.5cm处有眶下切迹（孔），是眶下管的出口。眶下切迹有上颌神经的终末支眶下神经及眶下血管通过，分布于下睑、颊部、鼻的侧面及上唇等处的皮肤。

【体表定位】在下眼睑内可清楚地摸到一骨缘，即眶下缘。眶下切迹的体表投影为自鼻尖至眼外角连线的中点，以手指摸压眶下区骨面最凹的部分即为眶下切迹所在处。当两目正视前方时，眶下切迹在瞳孔的垂直线上。（图1-18）

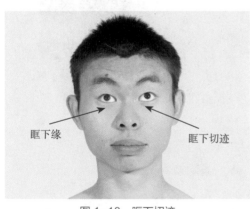

图1-18 眶下切迹

十、下颌头

【部位介绍】下颌骨下颌支末端分叉形成前方的冠突，后方的髁突，髁突又名下颌头，即下颌骨的关节突，参与构成颞下颌关节。

【体表定位】检查者以食指伸入外耳道，指端掌面朝向耳屏或以指端掌面按压在耳屏前方，然后让被检查者作张口、闭口运动，检查时即可感到下颌头的活动情况，即当被检查者张口时，下颌头滑向前下方，故原位处呈一凹陷；闭口时又恢复原状。正常两侧运动是同时的，程度也是相等的。（图1-19）

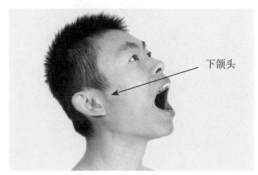

图1-19 下颌头

十一、舌骨

【部位介绍】呈"U"形，位于舌根部下方的颈部软组织中，可分为一体及成对的大角和小角。舌骨中央为体，自体向后外方伸出的长突为大角，体和大角结合处向上伸出的一对短小突起为小角。

【体表定位】被检查者处于端正姿势，双目平视前方时，舌骨体与下颌骨下缘位于同一平面，后方平对第3颈椎。检查者于甲状软骨的上方，用拇指和食指夹持并探向深面来回移动、触摸，可扪及水平位的呈蹄形的舌骨，并可使之向左、右方向移动。（图1-20~22）

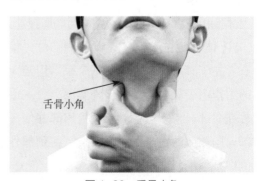

图1-20 舌骨小角

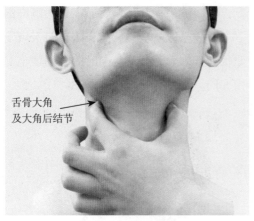

图 1-21　舌骨大角

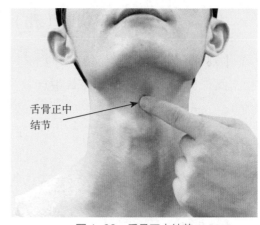

图 1-22　舌骨正中结节

第二节　肌性标志

一、斜方肌

【部位介绍】斜方肌是位于项部和背上部的最浅层肌肉，自项胸部正中线向肩峰伸展呈三角形轮廓，底朝向脊柱，尖在肩峰，两侧斜方肌合在一起时形如斜方，故得此名。该肌从上而下以腱膜起自上项线内 1/3 部、枕外隆凸、项韧带全长、第 7 颈椎棘突、全部胸椎棘突及棘上韧带。上部肌束向外下方止于锁骨外 1/3，中部肌束向外止于肩峰内侧缘和肩胛冈外侧，下部肌束向外上止于肩胛冈内侧。

斜方肌的作用是使肩胛骨向脊柱靠拢，上部肌束可提肩胛骨，下部肌束可降肩胛骨。

【体表定位】被检查者取侧卧位，检查者立于其对面。检查者一个手掌用较大的力作用于被检查者的头外侧部，另一手放在肩部，要求被检查者上提肩部并使头部向同侧侧曲，与作用力对抗，在颈部外侧即显现出斜方肌上部纤维。（图 1-23）

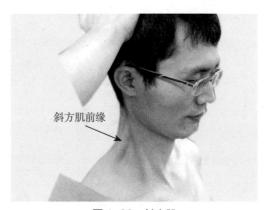

图 1-23　斜方肌

二、肩胛提肌

【部位介绍】肩胛提肌起自上 4 个颈椎横突的后结节，止于肩胛骨脊柱缘内侧角。

肩胛提肌的作用是上提肩胛骨并使肩胛骨转向内上方。

【体表定位】被检查者坐位，检查者嘱被检查者肩部向后做侧屈头部和上提肩胛骨动作，在胸锁乳突肌之后斜方肌之前可触及肩胛提肌收缩。（图 1-24~28）

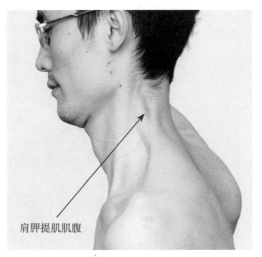

图 1-24　肩胛提肌肌腹

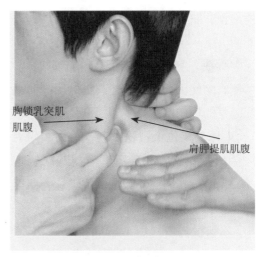

图 1-27　肩胛提肌 3

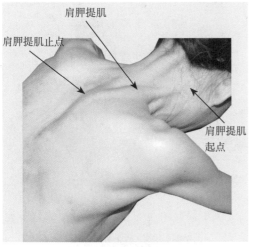

图 1-25　肩胛提肌 1

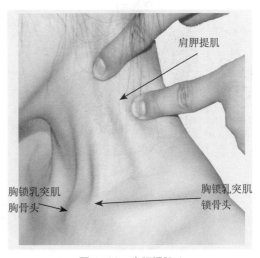

图 1-28　肩胛提肌 4

三、胸锁乳突肌

【部位介绍】胸锁乳突肌位于颈部两侧皮下，是一对强有力的肌肉，在颈部众多肌肉中是最大最粗的一条，负责头颈各方向的运动，同时也是颈部重要的肌性标志。该肌左右各一条从耳后乳突斜向前下附着于颈根部的胸骨及锁骨内侧端处，所以称为胸锁乳突肌。胸锁乳突肌起于胸骨

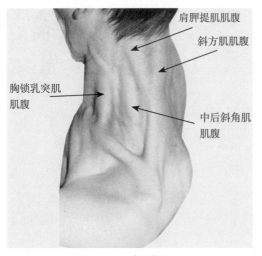

图 1-26　肩胛提肌 2

柄前面、锁骨上缘内 1/3 向后止于乳突外侧面。

胸锁乳突肌一侧收缩使头转向对侧，两侧收缩使头后仰。它还有提胸廓、协助深吸气的作用。

【体表定位】被检查者坐位，头用力向一侧倾斜，检查者用手推挡其同侧下颌，使面部转向对侧，该侧胸锁乳突肌即隆起，其起止点及前后缘均十分明显，是颈部分区的界线。（图 1-29~33）

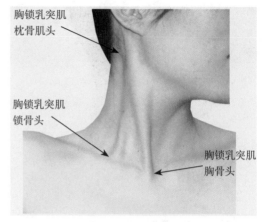

图 1-31　胸锁乳突肌 3

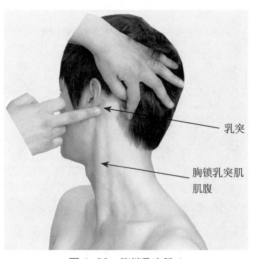

图 1-29　胸锁乳突肌 1

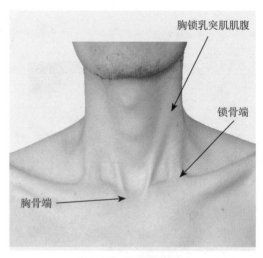

图 1-32　胸锁乳突肌 4

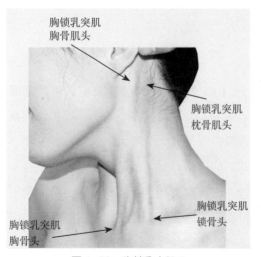

图 1-30　胸锁乳突肌 2

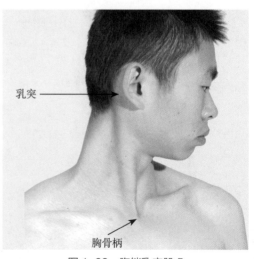

图 1-33　胸锁乳突肌 5

四、前、中、后斜角肌

【部位介绍】前斜角肌位于胸锁乳突肌的深面和颈外侧三角内，起自第3至6颈椎横突的前结节，肌纤维斜向外下方，止于第1肋骨内缘斜角肌结节；中斜角肌位于前斜角肌的后方，起自第2至6横突的后结节，肌纤维斜向外下方，止于第1肋骨上面，在斜角肌结节与锁骨下沟之间；后斜角肌居于中斜角肌的后方，起自第5至7横突的后结节，肌纤维向外下方，止于第2肋的外侧面中部的粗隆。

当颈椎被固定时，前、中、后斜角肌两侧同时收缩时，可上提第1、2肋，使胸廓变大，协助吸气，故属于深吸气肌；当肋骨被固定时，可使颈向前倾；单侧收缩时，使颈向同侧屈并转向对侧。

【体表定位】要求被检查者转动头部或抬头约30°，这样使胸锁乳突肌的锁骨头显露，检查者在紧邻锁骨头处可以摸到一条小肌肉，即为前斜角肌，其后还有一条大小相似的肌肉为中斜角肌，后斜角肌居于中斜角肌的后方。（图1-34~38）

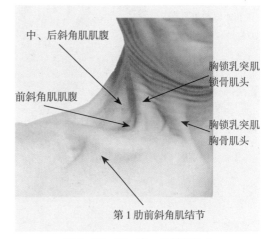

图1-35 前、中、后斜角肌2

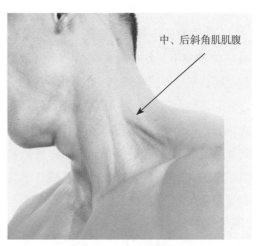

图1-36 中、后斜角肌1

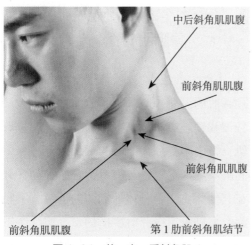

图1-34 前、中、后斜角肌1

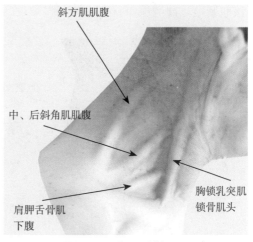

图1-37 中、后斜角肌2

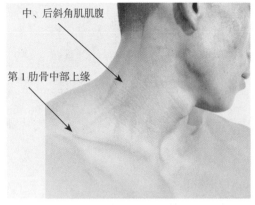

图 1-38 中、后斜角肌 3

中、后斜角肌肌腹

第 1 肋骨中部上缘

五、颈阔肌

【部位介绍】颈阔肌位于颈前外侧部，直接位于皮下，和皮肤密切结合，属于皮肌范畴，呈一菲薄宽阔的长方形肌。颈阔肌下缘起自胸大肌和三角肌筋膜，肌纤维斜向上内方，越过锁骨和下颌骨至面部，前部肌纤维止于下颌骨的下颌底和口角，其最前部的肌纤维左右相互交错，后部肌纤维移行于腮腺咬肌筋膜和部分面部肌肉表面。

【体表定位】嘱被检查者做唇角向下、向外和向后动作，检查者在唇联合与胸肌、三角肌区之间，可见收缩的颈阔肌，该肌紧贴皮肤的深面。（图 1-39）

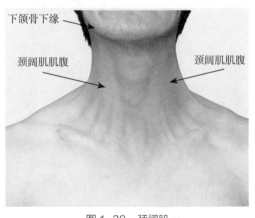

下颌骨下缘

颈阔肌肌腹

颈阔肌肌腹

图 1-39 颈阔肌

六、胸骨舌骨肌

【部位介绍】胸骨舌骨肌位于颈前面正中线的两侧，肩胛舌骨肌的内侧，为窄带状的肌肉。起自胸锁关节囊的后面，胸骨柄和锁骨胸骨端的后面，肌纤维在正中线两侧垂直上行，止于舌骨体内侧部的下缘。

【体表定位】在颈前区的舌骨与胸锁关节之间可见一肌性隆起，即胸骨舌骨肌，位于胸锁乳突肌前缘内侧。（图 1-40）

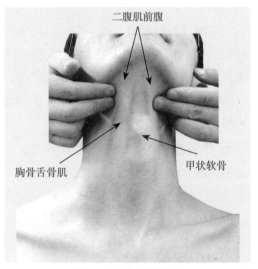

二腹肌前腹

胸骨舌骨肌

甲状软骨

图 1-40 胸骨舌骨肌

七、肩胛舌骨肌

【部位介绍】肩胛舌骨肌位于颈前面，颈阔肌的深侧，胸骨舌骨肌的外侧。大部分被胸锁乳突肌所遮盖，为细而长的带形肌，被中间腱分为上腹和下腹。上腹自中间腱斜向内上方，与胸骨舌骨肌并列，并在其外侧止于舌骨体外侧部的下缘。下腹起自肩胛骨上缘和肩胛横韧带，肌纤维斜向内上方，于胸锁乳突肌的深侧，在环状软骨平面以下移行于中间腱。该腱借颈深筋膜中层向下连于锁骨。

【体表定位】在颈前舌骨体外侧部，胸骨舌骨肌与胸锁乳突肌之间可见一细的肌束，即肩胛舌骨肌上腹。肩胛舌骨肌大部分为胸锁乳突肌所覆盖。（图 1-41、42）

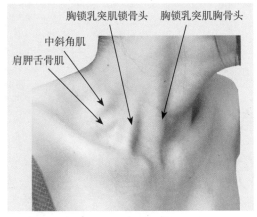

图 1-41 肩胛舌骨肌 1

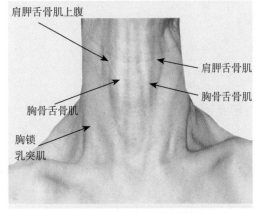

图 1-42 肩胛舌骨肌 2

第二章

躯干和骶骨

整体观

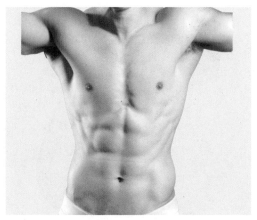

图 2-1　胸腹部整体正面观

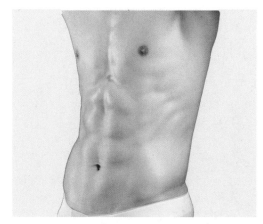

图 2-2　胸腹部整体前面观

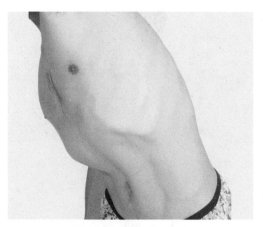

图 2-3　胸腹部侧面观

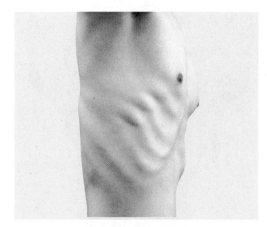

图 2-4　胸廓侧面观

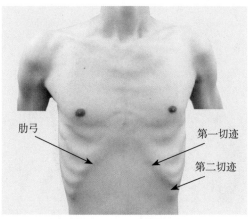

肋弓

第一切迹

第二切迹

图 2-5　肋弓软骨缘切迹

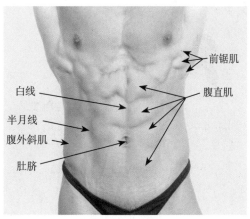

前锯肌

白线

腹直肌

半月线

腹外斜肌

肚脐

图 2-6　腹部

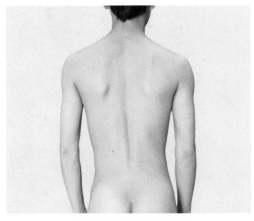

图 2-7 脊柱整体后面观

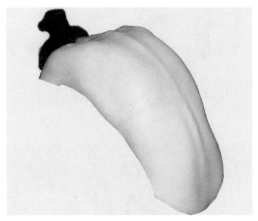

图 2-8 脊柱屈曲位整体观

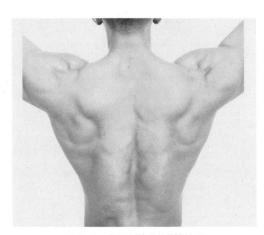

图 2-9 躯干后部肌群整体观

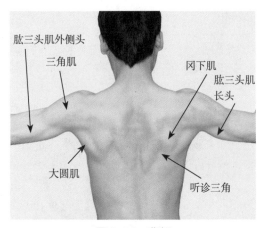

图 2-10 背部

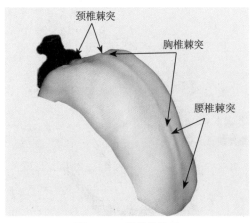

图 2-11 脊柱整体观

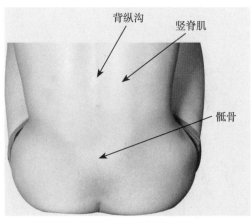

图 2-12 腰骶部

第一节 骨性标志

一、胸骨柄

【部位介绍】胸骨柄是胸骨上部最宽厚的部分，上缘游离，为颈静脉切迹，下缘与胸骨体结合形成胸骨角，外上方有锁骨切迹，并与锁骨构成胸锁关节；外下方有第1肋骨切迹，与第1肋软骨形成胸肋软骨结合。

【体表定位】被检查者取坐位或仰卧位，胸骨柄即胸前正中线上颈静脉切迹与胸骨角之间的骨块，外形略呈六角形。（图2-13~16）

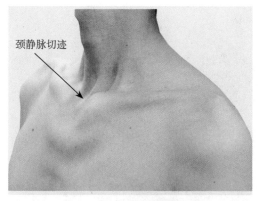

图2-15 颈静脉切迹

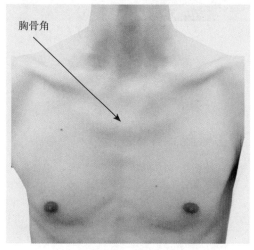

图2-16 胸骨角

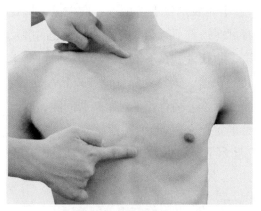

图2-13 胸骨

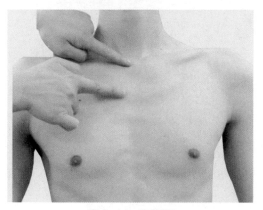

图2-14 胸骨柄

二、胸骨体

【部位介绍】为一薄而狭长的长方形骨板，上与胸骨柄相连形成胸骨角，下与剑突相接形成剑胸结合，两侧有第2~7肋软骨相连接的切迹。

【体表定位】被检查者取坐位或仰卧位，检查者在胸骨角和剑胸结合之间可触

及一长方形骨板，即胸骨体。正中部分浅居皮下，易于触及，两侧部分有胸大肌起点覆盖，位置较深，不易摸清。（图 2-17）

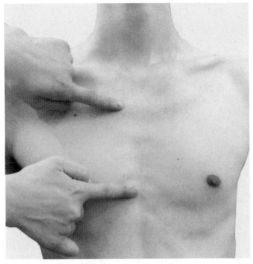

图 2-17　胸骨体

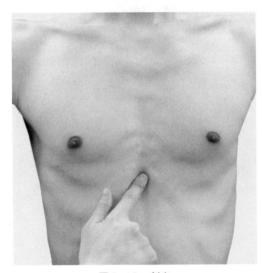

图 2-18　剑突

三、剑突

【部位介绍】剑突位于胸骨的最下端，为软骨性，长短不一，形态变异较多。有时可呈分叉形或有穿孔。上端与胸骨体相连，下端游离，约平对第 9 胸椎。

【体表定位】被检查者取坐位或仰卧位，检查者在上腹部上界之骨性组织（两肋弓）交汇处，位于人体前正中线上可见一凹陷或骨性隆起，其深部即胸骨柄下端连接的剑突，检查时可触及这一下端游离的骨突。（图 2-18）

四、肋软骨

【部位介绍】肋软骨为透明软骨，呈扁圆形，位于肋的前端。上 7 对肋软骨的内侧端与胸骨相连，第 8~10 对肋软骨的内侧端不到达胸骨，各与上位肋软骨相连。肋软骨的外侧端与肋骨相连。

【体表定位】被检查者取坐位，检查者可在锁骨下缘和胸骨柄外侧缘之间触及第 1 肋软骨。在不易触诊的个体，可要求其做快速、重复的吸气动作以抬高肋骨，便于触诊。胸骨角平对第 2 肋间隙，以此可确定第 2、3 肋，并依次能摸到第 4 至 7 肋。（图 2-19~22）

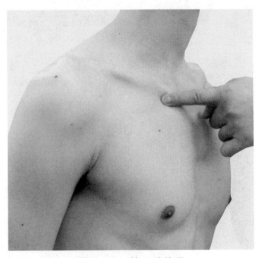

图 2-19　第 1 肋软骨

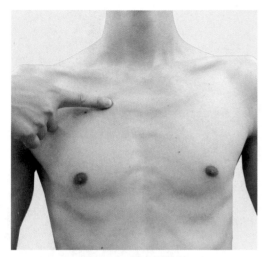

图 2-20　第 2 肋软骨

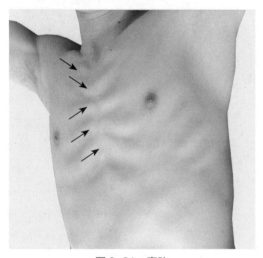

图 2-21　真肋

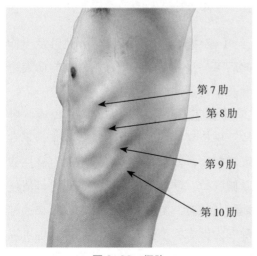

图 2-22　假肋

五、肋角

【部位介绍】肋角在肋结节外侧约 3~5cm 处，肋骨体在水平面上向前弯曲，在弯曲处形成肋角。

【体表定位】被检查者取坐位或俯卧位，肋角位置表浅，检查者在体表于竖脊肌的外侧缘可以触及。在胸廓上部肋角距后正中线较近，第 2 肋的肋角距棘突 6cm 左右；在胸廓下部则距中线较远，第 10 肋的肋角距棘突外侧 10cm 左右，其他肋角在上述两点的连线上。

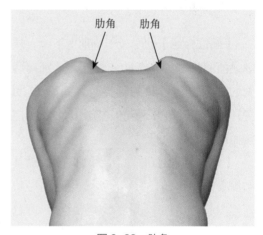

图 2-23　肋角

六、第 12 肋

【部位介绍】第 12 肋位于胸廓后面最下方，前端游离伸入腹侧壁肌层中，故名浮肋。

【体表定位】被检查者取坐位或俯卧位，通常在胸廓下方、肋弓后方，竖脊肌的外侧皮下可触及第 12 肋的外侧段。（图 2-24）

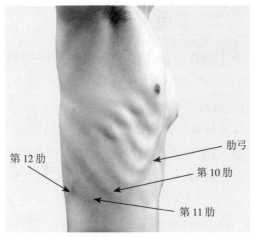

图 2-24　第 11 和 12 肋

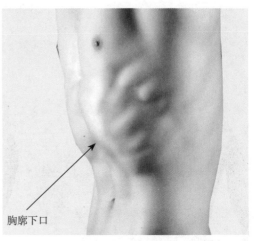

图 2-26　胸廓下口

七、肋弓

【部位介绍】肋弓位于胸前壁下缘，从剑突两侧相邻的第 7 肋软骨起，分别向两侧的外下方呈弓状的延伸，直到第 12 肋尖，由第 7、第 8、第 9、第 10 肋依次连接而成，又称肋缘。

【体表定位】被检查者取坐位，嘱其做深吸气动作，在上腹部上方可见两弓状骨性突起。由剑胸结合向两侧触诊，可触及此结构。（图 2-25~27）

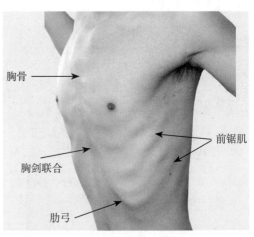

图 2-27　胸骨、肋弓

八、胸椎棘突

【部位介绍】胸椎棘突由椎弓发出伸向后下，呈叠瓦状排列。胸椎棘突体表可触及，是重要的体表标志。

【体表定位】被检查者取坐位或俯卧位，坐位脊柱前屈时棘上韧带紧张，不宜触清棘突，需令被检查者适当伸直脊柱或者俯卧位，使棘上韧带放松，此时可清楚地触及棘突。胸椎棘突的计数以第 7 颈椎棘突为标志，由此向下顺序触摸。也可以以肩胛骨的相对位置作为参考，即人体直

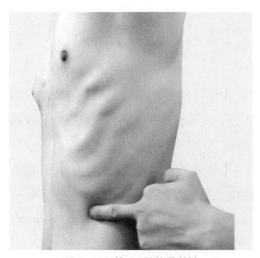

图 2-25　第 11 肋软骨前端

立两手下垂时，肩胛骨的上角对第 2 胸椎棘突平面，肩胛冈的内侧端平对第 3 胸椎棘突，肩胛骨下角则平对第 7 胸椎棘突。（图 2-28~30）

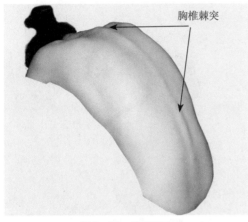

图 2-28 胸椎棘突

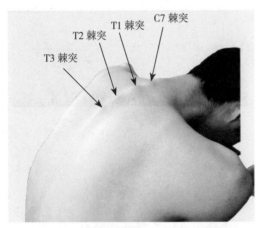

图 2-29 第 7 颈椎和第 1、2、3 胸椎棘突

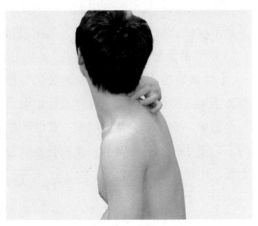

图 2-30 第 7 颈椎和第 1 胸椎鉴别

九、腰椎棘突

【部位介绍】腰椎棘突呈长方形扁板状，水平位伸向后方，末端增厚且位于皮下，相邻棘突间隙大而互不掩盖，因而易于触及。

【体表定位】被检查者取俯卧位，检查者于胸椎棘突以下腰部正中线上可触及较宽的腰椎棘突顶和较宽的棘突间隙。正常腰椎具有向前的曲度，因此相邻两棘突较近，有时难以触清棘突间隙，此时可于被检查者腹下垫一薄枕，使棘突间隙增大而易于触及。另外还可以根据髂嵴判定腰椎棘突节段，将两侧髂嵴最高点连线，在男性此线通过第 4 腰椎棘突或第 4、5 腰椎棘突之间，在女性此线通过第 4、5 腰椎棘突之间为最多。

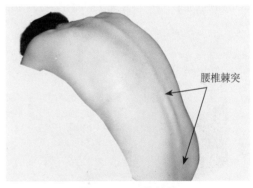

图 2-31 腰椎棘突

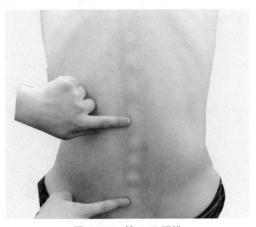

图 2-32 第 1~5 腰椎

十、第 3 腰椎横突

【部位介绍】第 3 腰椎横突有众多大小不等的肌肉附着，相邻横突之间有横突间肌，横突尖端与棘突之间有横突棘肌，横突前侧有腰大肌及腰方肌，横突的背侧有骶棘肌，腰背筋膜中层附于横突尖。在腰椎所有横突中，第 3 腰椎横突最长，活动幅度也大，受到的拉力也最大，因此，损伤机会也较多。

【体表定位】被检查者取俯卧位，将两侧髂嵴最高点连线，在男性此线通过第 4 腰椎棘突或第 4、5 腰椎棘突之间，在女性此线已通过第 4、5 腰椎棘突之间为最多。确定第 4 腰椎棘突后，其上一位棘突即第 3 腰椎棘突，第 3 腰椎棘突间旁 20~25mm 处为第 3 腰椎横突尖。（图 2-33~36）

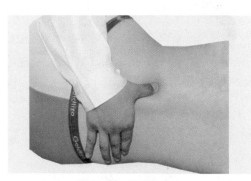

图 2-33　腰椎的肋突

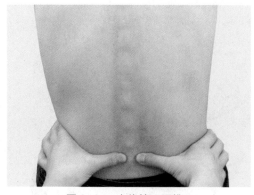

图 2-34　定位第 4 腰椎 1

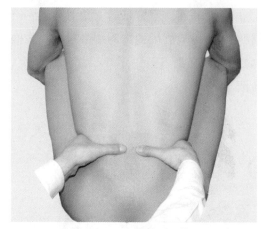

图 2-35　定位第 4 腰椎 2

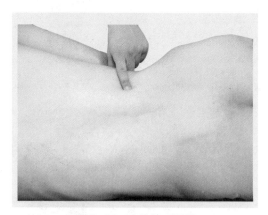

图 2-36　定位第 3 腰椎

十一、骶正中嵴

【部位介绍】骶正中嵴是在骶骨后面的正中线上的一列纵行的隆起，由 3~4 个呈结节状的骶椎棘突愈合而成，其中以第 2、3 结节最为显著。

【体表定位】被检查者取俯卧位，检查者于第 5 腰椎棘突以下在体表可以触及一个凹陷，此凹陷为腰骶间隙。腰骶间隙向下后正中线上可触及的一系列骨性隆起为骶正中嵴。（图 2-37、38）

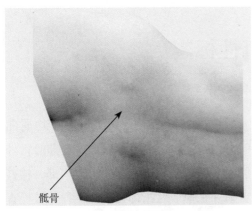

图 2-37　骶骨

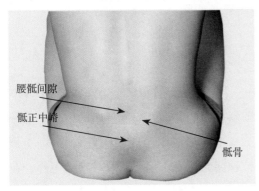

图 2-38　骶正中嵴

十二、骶角与骶管裂孔

【部位介绍】在骶正中嵴的两侧有一列不太明显的粗线，称为骶关节嵴，该嵴的下端游离下垂突出，称为骶角。骶角相当于第 5 骶椎的下关节突，并与尾骨角相关节。骶角在体表易于触及，可作为体表标志。沿骶正中嵴向下，由第 4、5 骶椎背面的切迹与两侧骶角及下面的尾骨共同围成的孔称为骶管裂孔，是骶管的下口，其中有第 5 对骶神经和尾神经通过。

【体表定位】被检查者取俯卧位，骶管裂孔位置在臀裂的上端，尾骨尖上方约 5cm 两骶角之间，体表容易触及，特别是

当被检查者双肘抱膝时。触及骶管裂孔部位时，被检查者有一种不适的感觉。骶管裂孔的中心与两侧髂后上棘的连线呈一等腰三角形。（图 2-39）

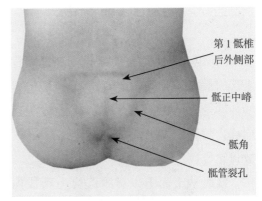

图 2-39　骶管裂孔、骶角

十三、尾骨

【部位介绍】尾骨由 3~5 节退化尾椎融合而成，位于骶骨的下方，肛门的后上方。呈三角形，尖在下，底在上，底部与骶骨相接，末端为尾骨尖，有肛尾韧带附着。

【体表定位】被检查者取俯卧位，在臀沟内可触及尾骨端。

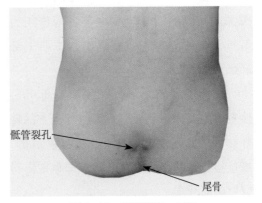

图 2-40　骶管裂空、尾骨

第二节 肌性标志

一、斜方肌

【部位介绍】斜方肌是位于项部和背上部的最浅层肌肉，自项胸部正中线向肩峰伸展呈三角形轮廓，底朝向脊柱，尖在肩峰，两侧斜方肌合在一起时形如斜方，故得此名。

该肌从上而下以腱膜起自上项线内1/3部、枕外隆凸、项韧带全长、第7颈椎棘突、全部胸椎棘突及棘上韧带。上部肌束向外下方止于锁骨外1/3，中部肌束向外止于肩峰内侧缘和肩胛冈外侧，下部肌束向外上止于肩胛冈内侧。

斜方肌的作用是使肩胛骨向脊柱靠拢，上部肌束可提肩胛骨，下部肌束可降肩胛骨。

【体表定位】被检查者取侧卧位，检查者立于其对面。检查者一个手掌用较大的力作用于被检查者的头外侧部，另一手放在肩部，要求被检查者上提肩部并使头部向同侧侧屈，与被检查者的作用力对抗，在颈部外侧即显现出斜方肌上部纤维。

被检查者侧卧，两肩关节屈曲90°，检查者用力作用于被检查者肘部上方的臂外侧面，并要求被检查者水平外展肩部，抵抗检查者的压力，在上背部即显现出斜方肌中部纤维。

被检查者侧卧，肩、肘关节均屈曲90°，检查者一手下压其肘部上方的臂外侧面，要求被检查者水平外展肩部，检查者另一手拇、食指即可从外侧捏住被检查者的斜方肌下部纤维。（图2-41~45）

二、菱形肌

【部位介绍】大、小菱形肌位于背上部斜方肌的深面、肩胛提肌的下方。

小菱形肌呈窄带状，起自第6、7颈椎棘突，附着于肩胛骨脊柱缘的上部，在大菱形肌上方，与大菱形肌之间隔以菲薄的蜂窝组织层。

大菱形肌菲薄而扁阔，呈菱形，起自第1~4胸椎棘突，向外下，几乎附着于肩胛骨脊柱缘的全长。

大、小菱形肌可内收及内旋肩胛骨，并上提肩胛骨，使之接近中线。

【体表定位】被检查者取侧卧位，其肩关节、肘关节均屈曲90°，检查者一手下压其肘部上方的臂外侧面，要求被检查者水平外展臂部，检查者另一手拇、示指可从外侧捏住被检查者两侧的斜方肌下部的肌纤维，然后带动肩胛骨充分外旋，即可显露斜方肌水平的大菱形肌。触诊部位在脊柱胸段和肩胛骨脊柱缘之间。（图2-44、45）

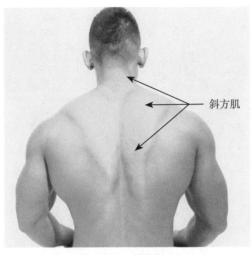

图 2-41　斜方肌 1

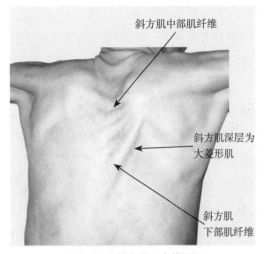

图 2-44　斜方肌和大菱形肌

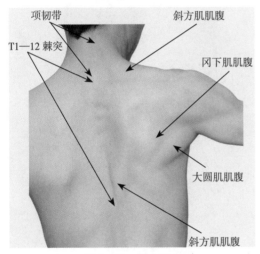

图 2-42　斜方肌 2

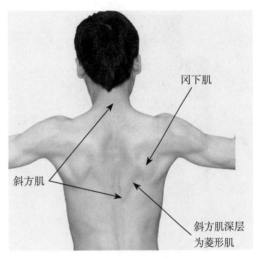

图 2-45　斜方肌和菱形肌

三、竖脊肌

【部位介绍】竖脊肌又称骶棘肌，是背部最粗大的肌肉。该肌由三部分组成，以一个共同的总腱起自骶骨背面、腰椎棘突和髂嵴后部及胸腰筋膜。肌束向上，在腰部开始分为三个纵形的肌柱，外侧为髂肋肌，止于肋角；中间为最长肌，止于横突和附近肋骨；内侧为棘肌，止于棘突。

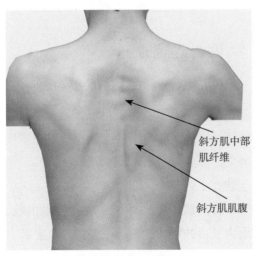

图 2-43　斜方肌 3

竖脊肌的作用是使脊柱后伸和仰头，是强有力的伸肌，对保持人体直立姿势有重要作用。

【体表定位】竖脊肌下及骶椎，上达枕部，填充与背部棘突与肋角之间的深沟内，在后正中线两侧形成纵行的隆起。后正中线是该肌的内侧在体表的投影线，所有肋角相连的线是竖脊肌外侧缘在背部的投影线，在棘突的两侧可以触及。在腰部该肌的外侧缘也可以清楚地触及，由此向前摸到的肌板为腹外侧肌群。（图2-46~49）

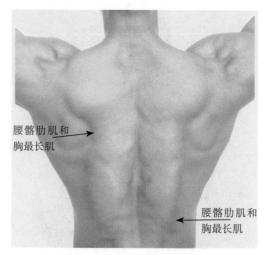

图2-48　髂肋肌和胸最长肌

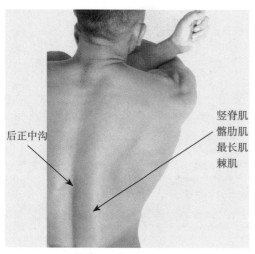

图2-46　竖脊肌

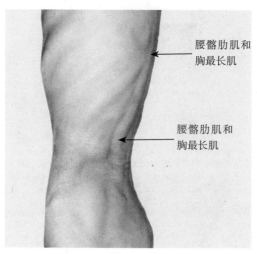

图2-49　腰肋肌和胸最长肌

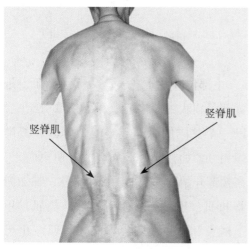

图2-47　竖脊肌

四、背阔肌

【部位介绍】背阔肌位于腰背部后外侧最浅层，略呈直角三角形，为全身最大的阔肌。该肌起自下6个胸椎棘突、腰椎棘突、骶正中嵴、髂嵴外侧唇后1/3，止于肱骨小结节嵴。

背阔肌的主要作用是使肱骨做内收、旋内及后伸运动，如背手姿势。当上肢上举固定时，两侧背阔肌收缩可向上牵引躯体，如引体向上运动。

【体表定位】背阔肌扁平，只有当运动时才能辨认其轮廓。被检查者侧卧，臂部外展 90°，检查者置阻力在其肘部上方的臂内侧面，要求被检查者上肢内收对抗检查者的阻力，可见位于腋后皱襞的背阔肌外侧端。然后让被检查者"咳嗽"，此时可感到此肌因咳嗽而突然收缩的震动感。背阔肌上缘的体表投影线是自第 7 胸椎棘突作一平线，横过肩胛骨下角至腋后线。（图 2-50~53）

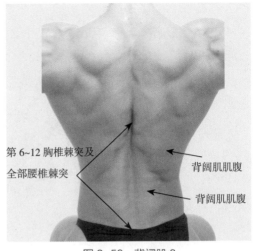

第 6~12 胸椎棘突及全部腰椎棘突

背阔肌肌腹

背阔肌肌腹

图 2-52　背阔肌 3

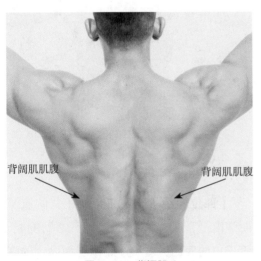

背阔肌肌腹　　背阔肌肌腹

图 2-50　背阔肌 1

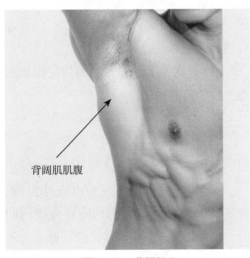

背阔肌肌腹

图 2-51　背阔肌 2

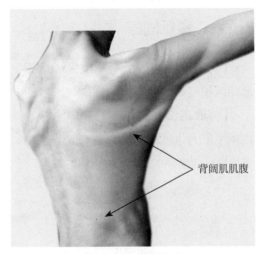

背阔肌肌腹

图 2-53　背阔肌 4

五、脊柱沟

【部位介绍】脊柱沟是在背部正中线上的略微凹陷的纵沟。

【体表定位】在背部正中线，可见一略微凹陷的纵沟，即脊柱沟。该沟向上与项部正中沟相连续，向下与臀沟相连。在沟的底部可摸到大部分棘突和骶中嵴，在脊柱沟的两侧，为竖脊肌形成的纵行隆起。（图 2-54）

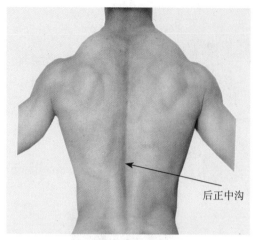

图 2-54　脊柱沟

六、腰骶间隙

【部位介绍】腰骶间隙由骶骨后面上部的缺损与第 5 腰椎之间围成。

【体表定位】被检查者仰卧，在第 5 腰椎棘突下方可见一凹陷，高 1cm，宽 2cm，表面由一层坚厚的纤维膜所覆盖。（图 2-55）

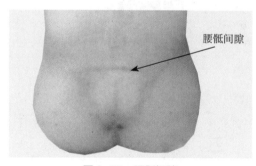

图 2-55　腰骶间隙

七、听诊三角

【部位介绍】听诊三角又称肩胛旁三角，位于肩胛骨下角的内侧，是由肩胛骨的脊柱缘、斜方肌的下缘及背阔肌的上缘所组成，三角的大小与肩胛骨的位置有关。听诊三角深层为脂肪组织、深筋膜和第 6 肋间隙，表面覆以皮肤和浅筋膜，是背部听诊呼吸音最清楚的部位。

【体表定位】被检查者取坐位，上肢上举或环抱，在肩胛骨内侧缘下方的内侧露出的凹陷为听诊三角。（图 2-56）

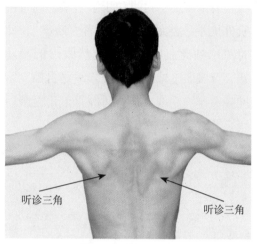

图 2-56　听诊三角

八、腰上三角

【部位介绍】腰上三角位于背阔肌深面，由竖脊肌、腹内斜肌、第 12 肋围成。该三角的底面为胸腰筋膜两层相融合的腹横肌腱膜，自上而下有肋下神经、髂腹下神经，髂腹沟神经从其表面经过，浅面由背阔肌覆盖。

【体表定位】腰上三角的体表投影相当于脊肋角的深面。（图 2-57）

九、腰下三角

【部位介绍】腰下三角由腹外斜肌、背阔肌及髂嵴围成，三角的底为腹内斜肌，表面仅覆以皮肤和浅筋膜，此处为腹后壁的薄弱区。

【体表定位】腰下三角的体表投影位置相当于髂嵴最高点的上方处。（图2-57）

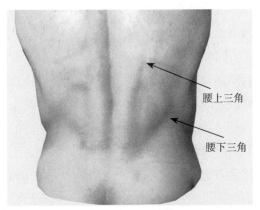

图2-57　腰上三角和腰下三角

十、腹外斜肌

【部位介绍】腹外斜肌起始自下8肋外面，止于髂嵴前部。另外，借腱膜止于白线，并形成腹股沟韧带。

腹外斜肌的作用是前屈、侧屈，并回旋脊柱。

【体表定位】被检查者侧卧位，腹外斜肌的肌束斜行朝向胸廓下方的7~8肋骨，还可以观察到腹外斜肌与前锯肌的交错。（图2-58~60）

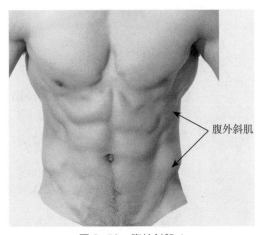

图2-58　腹外斜肌1

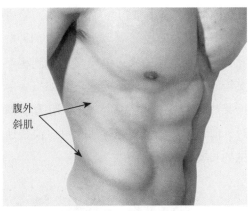

图2-59　腹外斜肌2

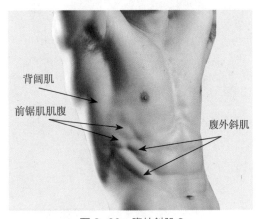

图2-60　腹外斜肌3

十一、前锯肌及腹外斜肌肌齿

【部位介绍】前锯肌位于胸廓侧面，以肌齿起自上8或9个肋骨外面，肌束向后内行，经肩胛骨前面，止于肩胛骨内侧缘。前锯肌可拉肩胛骨向前，并使肩胛骨紧贴胸廓；如肩胛骨固定，则可提肋，协助呼吸。

腹外斜肌位于腹前外侧壁浅层，为一宽阔扁肌，起自下8肋外面，与前锯肌和背阔肌相互交错，肌束由后外上方斜向前内下方，一部分止于髂嵴，而大部分在腹直肌外侧缘处移行为腹外斜肌腱膜。

腹外斜肌的作用是前屈、侧曲并回旋脊柱。

【体表定位】被检查者取坐位，检查者在其胸部的侧面，胸大肌轮廓的下方，尤其是肌肉发达的人可以明显地看到相互交错的肌齿，即该两肌的起点。如以手前推某物或当手攀于头后，肘部用力前仰时，前锯肌的肌齿随之隆起，可以清楚地见到和摸到。（图2-61、62）

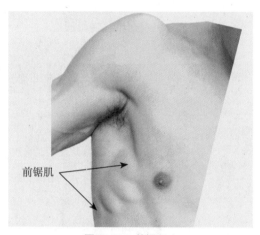

图2-61　前锯肌1

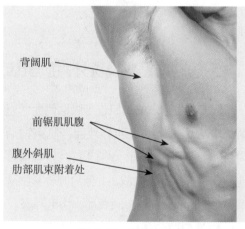

图2-62　前锯肌2

十二、腹直肌

【部位介绍】腹直肌位于腹前壁正中线两侧的肌性隆起，居腹直肌鞘中，为上宽下窄的带形多腹肌。腹直肌起自耻骨结节与耻骨联合之间及耻骨联合的前面，肌肉直向下方，止于第5~7肋软骨的前面和剑突。

腹直肌的主要作用是弯曲脊柱，还可帮助维持腹压和协助呼吸。

【体表定位】被检查者取仰卧位，腹直肌通常有三条恒定的横行腱划，即当该肌收缩时在体表看到的横行凹陷处。最上方的一条在胸骨剑突的稍下方，最下方的一条居脐的水平线上，中间的一条介于上述两者之间。这些腱划为狭窄的宽约1cm的结缔组织索。与腹直肌鞘前层密切结合，而与后层不粘连可活动。此外，偶尔在脐下也可以发现第4个腱划。（图2-63、64）

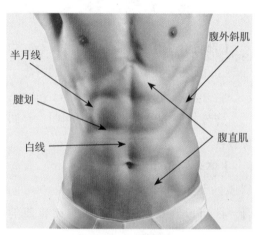

图2-63　腹直肌1

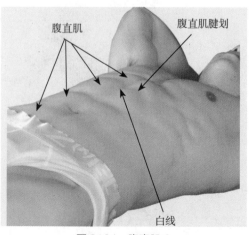

图2-64　腹直肌2

第三章

肩　部

整体观

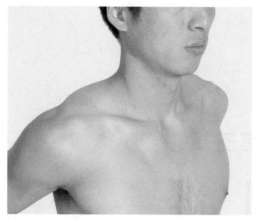

图 3-1　肩部整体观

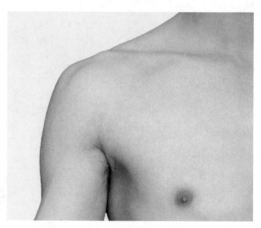

图 3-2　肩部前面观

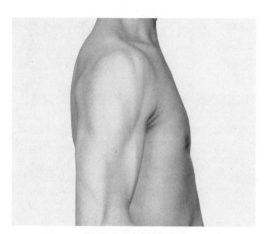

图 3-3　肩部侧面观

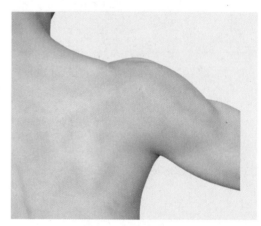

图 3-4　肩部后面观

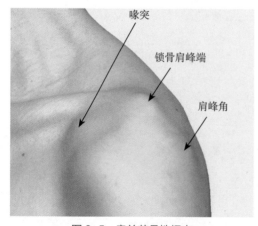

图 3-5　肩关节骨性标志

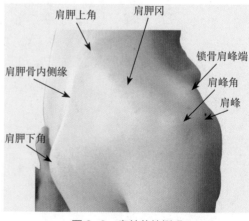

图 3-6　肩关节外侧观

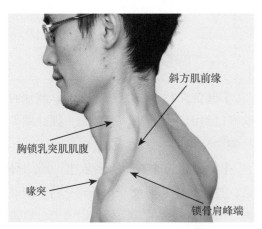

图 3-7 颈肩部体表标志侧面观

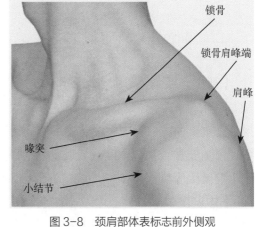

图 3-8 颈肩部体表标志前外侧观

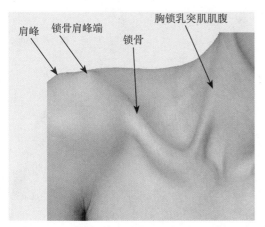

图 3-9 颈肩部体表标志

第一节　骨性标志

一、锁骨

【部位介绍】锁骨属上肢带骨，弯曲呈 S 形，全长位于皮下，在体表均可触及，是重要的骨性标志。锁骨支撑着肩胛骨，使上肢骨与胸廓保持一定距离，以利于上肢灵活运动。

【体表定位】被检查者取坐位或仰卧位，由于位置表浅，锁骨横跨肩部前方，内侧端连接胸骨柄的锁骨切迹，构成胸锁关节，外侧端与肩胛骨的肩峰相接，构成肩锁关节。锁骨呈 S 形，锁骨前外侧凹，后外侧凸，前内侧凸，后内侧凹。（图 3-10、11）

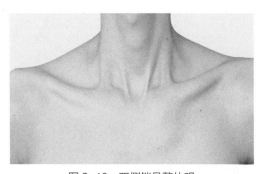

图 3-10　双侧锁骨整体观

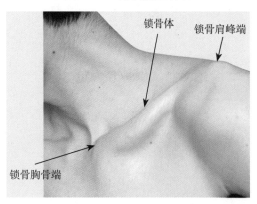

图 3-11　锁骨

二、锁骨肩峰端

【部位介绍】锁骨外侧端与肩胛骨的肩峰以斜面相接形成肩锁关节，因此锁骨外侧段又称为锁骨肩峰端。

【体表定位】被检查者取坐位或仰卧位，自锁骨中部明显的骨干部分向外侧触摸，可触及扁平的并明显突出的锁骨肩峰端以及肩锁关节和肩峰。（图 3-12~15）

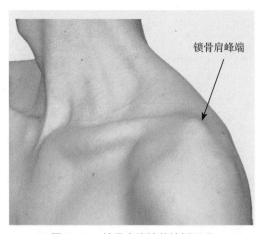

图 3-12　锁骨肩峰端前外侧面观

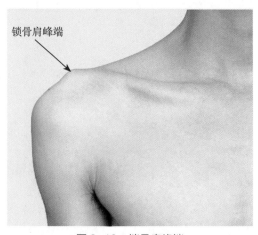

图 3-13　锁骨肩峰端

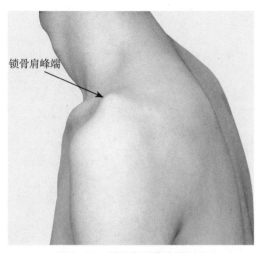

图 3-14　锁骨肩峰端外侧面观

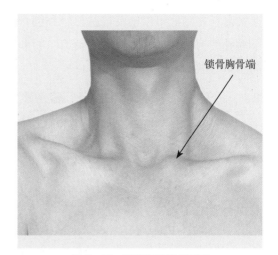

图 3-16　锁骨胸骨端前面观

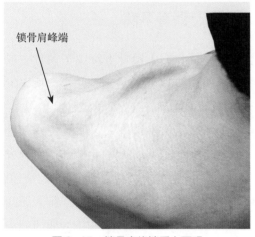

图 3-15　锁骨肩峰端后上面观

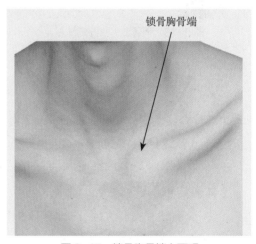

图 3-17　锁骨胸骨端上面观

三、锁骨胸骨端

【部位介绍】锁骨内侧端与胸骨柄的锁骨切迹相接形成胸锁关节，因此锁骨内侧端又称为锁骨胸骨端。

【体表定位】被检查者取坐位或仰卧位，自锁骨中部明显的骨干部分向内侧触摸，可触及明显突出的锁骨胸骨端。（图 3-16、17）

四、锁骨上大窝

【部位介绍】锁骨上大窝又名锁骨上窝，是位于锁骨中段后方的一个三角形凹陷。窝内靠近动脉、静脉、臂丛神经、肺尖等许多重要结构。上肢因外伤出血时可在此处将动脉向后下方压在第 1 肋骨上，使上肢达到临时止血的目的。

【体表定位】被检查者取坐位或仰卧位，在颈根部两侧锁骨后方容易看到锁骨

上大窝。在窝底可以触及臂丛神经和锁骨下动脉的搏动。锁骨上窝可触及第1肋和第2肋。（图3-18、20）

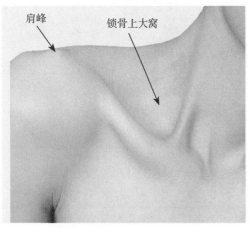

图3-18 锁骨上大窝前侧面观

五、锁骨上小窝

【部位介绍】锁骨上小窝是锁骨内侧端上缘，为胸锁乳突肌胸骨头和锁骨头之间的一个三角形的小窝，又称胸锁乳突肌三角。

【体表定位】被检查者取坐位或仰卧位，当一侧胸锁乳突肌收缩，头偏向同侧时，可清楚地观察到对侧的锁骨上小窝。（图3-19、20）

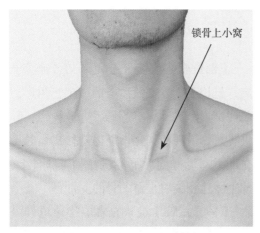

图3-19 锁骨上小窝前面观

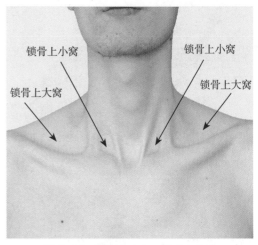

图3-20 锁骨上小窝、锁骨上大窝

六、锁骨下窝

【部位介绍】锁骨下窝位于锁骨中段偏外侧的下方，形状近似三角形，所以又称锁骨下三角。

【体表定位】被检查者取坐位或仰卧位，三角的上界为锁骨，内侧界为胸大肌，外侧界为三角肌。由于该窝位于三角肌与胸大肌之间，故又称三角肌胸大肌间三角，并且向外与三角肌和胸大肌肌间沟相连。（图3-21）

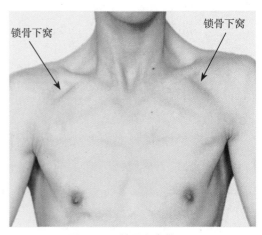

图3-21 锁骨下窝前面观

七、肩胛骨

【部位介绍】肩胛骨是三角形扁骨，位于胸廓后面的外上方，高度介于第2~7肋之间。有2个面、3个角和3个缘。

【体表定位】被检查者取坐位或直立位时，两臂自然下垂时，肩胛骨的轮廓稍微高起，可于体表观察和触及。（图3-22~24）

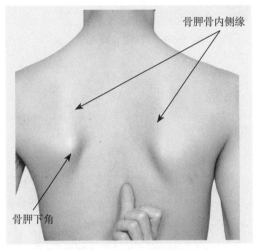

图3-22　肩胛骨整体观

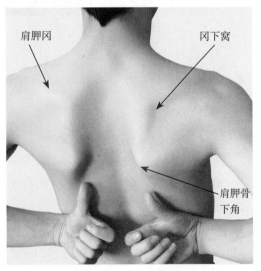

图3-23　肩胛骨整体观

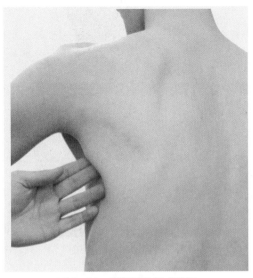

图3-24　肩胛骨外侧或腋缘

八、肩峰

【部位介绍】肩胛冈的外侧端，向前外伸展的扁平突起称为肩峰。肩峰与锁骨的肩峰端相连形成肩锁关节。

【体表定位】被检查者取坐位或侧卧位，检查者顺着肩胛冈向外上方触摸，可触到扁平的骨性突起为肩峰，它位于三角肌中部的直上方；可一并触及锁骨肩峰端和关节间隙。（图3-25~30）

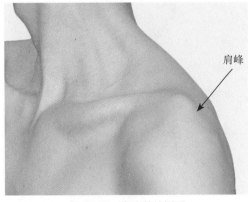

图3-25　肩峰前外侧观

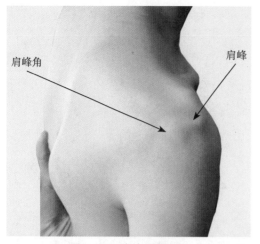

图 3-26 肩峰和肩峰角

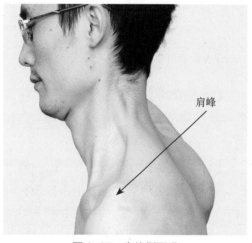

图 3-27 肩峰侧面观

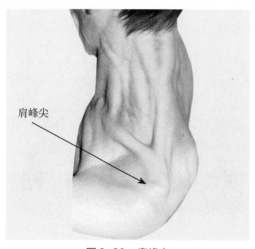

图 3-28 肩峰尖

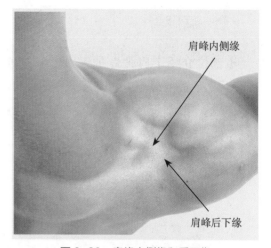

图 3-29 肩峰内侧缘和后下缘

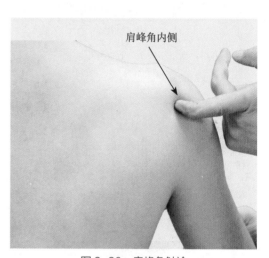

图 3-30 肩峰角触诊

九、肩胛冈

【部位介绍】肩胛冈是肩胛骨背面的一条横行骨嵴，是一条横断面为三角形的骨性隆起带。肩胛冈的嵴状游离缘为冈上下窝的分界线。肩胛冈外侧端移行为肩峰。

【体表定位】被检查者取坐位或俯卧位，肩胛冈位于肩胛骨背面的上部，可在皮下清晰触及，为一条横行骨嵴。（图 3-31~33）

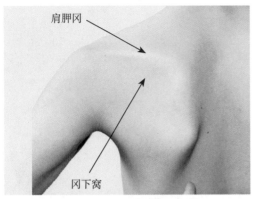

图 3-31 肩胛冈后面观

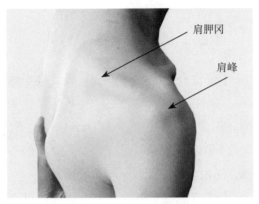

图 3-32 肩胛冈侧面观

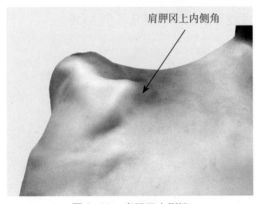

图 3-33 肩胛冈内侧端

十、肩胛骨内侧缘、上角和下角

【部位介绍】肩胛骨内侧缘位于，肩胛骨的最内侧，与脊柱平行。内侧缘上端

是肩胛骨上角，下端是肩胛骨下角。肩胛骨上角与外侧角相对又称内侧角。外侧角最肥厚，有梨形关节面称为关节盂，与肱骨头形成关节。

【体表定位】当身体作直立姿势，两臂自然下垂时，肩胛骨的轮廓稍微高起，可观察出肩胛骨上角、内侧缘和下角，特别是下角比较明显。检查者均可触及上述各标志，上角和下角分别为内侧缘的上端和下端，分别平对第 2 肋和第 7 肋，可作体表标志。(图 3-34~36)

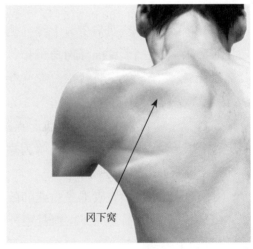

图 3-34 冈下窝

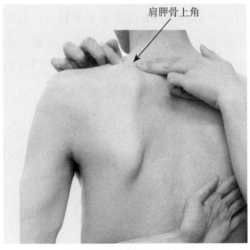

图 3-35 肩胛骨上角触诊

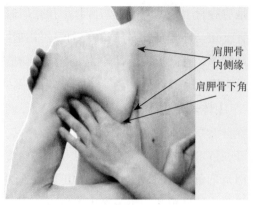

图 3-36　肩胛骨下角触诊

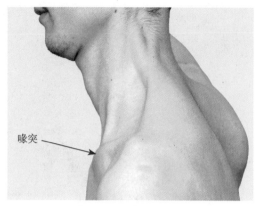

图 3-38　喙突侧面观

十一、喙突

【部位介绍】喙突是肩胛骨上缘外侧向外的延伸，是一个弯曲向前外方的指状突起。喙突上有 5 个解剖结构，喙突外 1/3 为肱二头肌短头起点，喙突中 1/3 为喙肱肌起点，喙突内 1/3 为胸小肌起点，喙突外上缘为喙肩韧带，喙突内上缘为喙锁韧带（椎状韧带和斜方韧带）。

【体表定位】被检查者取坐位或仰卧位，喙突位于三角肌前缘，在锁骨中外 1/3 交界处下方约 2.5cm 处，如在锁骨下窝内稍加用力即可触及；当肩关节后伸时，更易触及，有时胖人不易触清，但瘦人却更加显著；活动肩关节时，可触及喙突在指下滚动。（图 3-37、38 ）

十二、肱骨头

【部位介绍】肱骨头上端膨大呈半球形，朝向后内方，与关节盂构成盂肱关节。正常情况下，肱骨头位于肩峰之下，向前外侧突出。肩部之所以形成圆隆的外形，是由肱骨上端被覆三角肌所致。

【体表定位】当肩关节外展时，可在腋窝内触及肱骨头，当上肢旋转时，可触及肱骨头的活动情况。（图 3-39 ）

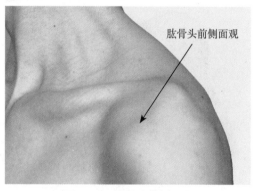

图 3-39　肱骨头前侧面观

十三、肱骨大结节

【部位介绍】肱骨大结节位于肱骨上端的外侧，突出于肩峰外下方，为肩部外

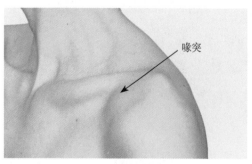

图 3-37　喙突前侧面观

侧明显的骨性标志，是冈上肌、冈下肌和小圆肌的附着点。

【体表定位】被检查者取坐位或侧卧位，检查者一手拇指按于肩峰下、肱骨上端的最外侧，另一手握其上臂旋转，此时拇指下可触及肱骨大结节在三角肌下隆起和滚动。（图3-40）

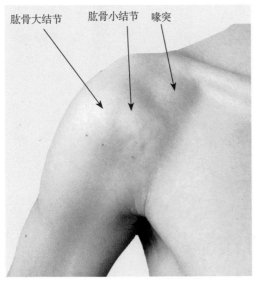

图3-40 肱骨大结节

十四、肱骨小结节

【部位介绍】肱骨小结节是肱骨头前方的骨突，相当于肱骨头的中心，有肩胛下肌附着，向下移行为小结节嵴。

【体表定位】被检查者取坐位或者仰卧位，肱骨小结节位于肱骨上端前方，在喙突尖端外侧约2.5cm处的稍下方。检查者拇指尖置于该处，同时旋转肱骨即可触及小结节在指下滚动。肱骨头的中心，有肩胛下肌附着，向下移行为小结节嵴。（图3-41）

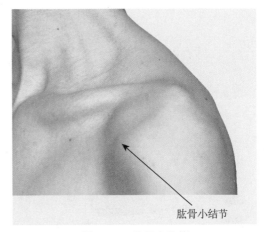

图3-41 肱骨小结节

十五、结节间沟

【部位介绍】结节间沟是肱骨大小结节间的一条纵沟，沟的上部较深，下部较浅，沟内有肱二头肌长头腱通过。沟的外侧界及内侧界分别为大、小结节嵴，大结节嵴有胸大肌附着，小结节嵴有背阔肌及大圆肌附着。

【体表定位】被检查者取坐位或仰卧位，先触诊大结节和小结节，二者之间凹陷即为结节间沟。（图3-42、43）

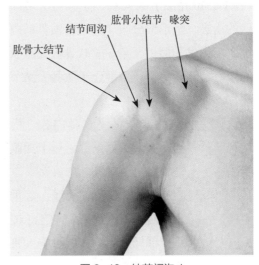

图3-42 结节间沟1

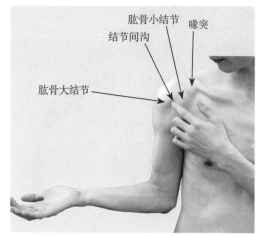

图 3-43　结节间沟 2

十六、三角肌粗隆

【部位介绍】三角肌粗隆位于肱骨体中部的外侧，大结节嵴的远端，呈"V"形，是三角肌的止点。

【体表定位】被检查者取坐位或者侧卧位，检查者在上臂外面中部肌肉凹陷处可触及三角肌粗隆。（图 3-44）

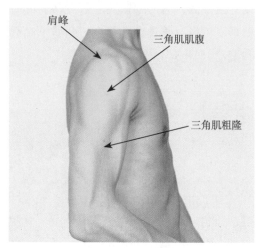

图 3-44　三角肌粗隆

⟠ 第二节　肌性标志 ⟠

一、胸大肌

【部位介绍】胸大肌位于胸前区域前壁的浅层，呈扇形分布。其起自锁骨的内侧半、胸骨和第 1 至第 6 肋软骨等处，肌纤维向外侧集中，以扁腱止于肱骨大结节下方的骨嵴。

胸大肌收缩时，可使肱骨内收、内旋和前屈；当上肢上举固定时，可上提躯干，也可上提肋，协助吸气。

【体表定位】胸大肌位置表浅，是重要的肌性标志。两手于胸前部合十互相按压时，胸大肌全部纤维收缩，此时胸大肌的整个轮廓清晰可见；上肢外展、旋外位时肩关节抗阻力内收，可见胸大肌上部纤维收缩；上肢稍外展肩关节抗阻力内收，可见胸大肌下部肌纤维收缩。（图 3-45~50）

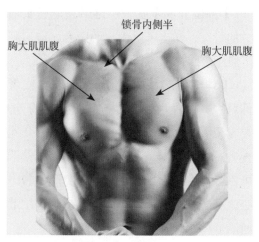

图 3-45　胸大肌 1

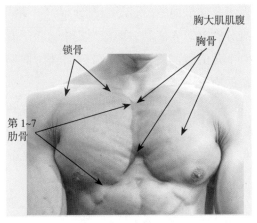

图 3-46　胸大肌 2

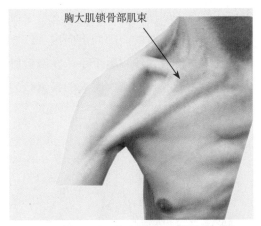

图 3-49　胸大肌锁骨部肌束

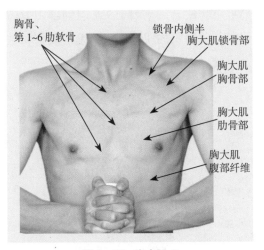

图 3-47　胸大肌 3

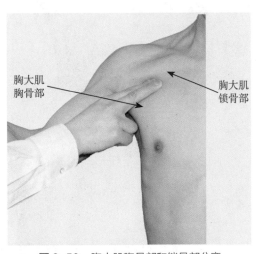

图 3-50　胸大肌胸骨部和锁骨部分离

二、胸小肌

【部位介绍】胸小肌呈三角形，位于胸大肌深面，起自第 3~5 肋，止于肩胛骨喙突。

胸小肌可协助前锯肌将肩胛骨拉向胸壁，并向后靠拢；还可上提肋骨，以助吸气运动。

【体表定位】被检查者取坐位或仰卧位，检查者用一手托其前臂以支持检查侧的上肢，嘱被检查者将肘关节屈曲 90°，

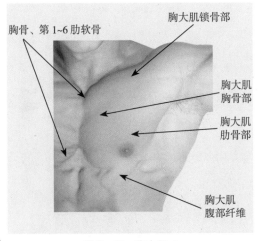

图 3-48　胸大肌 4

并放在检查者的前臂上，检查者支持上肢的手带动被检查者的肩部向上向内，以放松胸大肌。然后，使用数个手指在胸大肌深面触摸，就能找到一块明显的条索状的肌肉，即为胸小肌。（图 3-51、52）

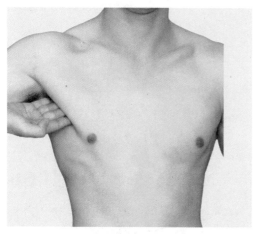

图 3-51　胸小肌 1

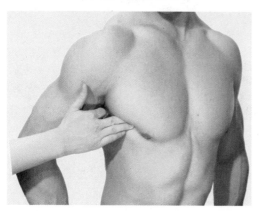

图 3-52　胸小肌 2

三、前锯肌

【部位介绍】前锯肌为一宽大的扁平肌，以锯齿状肌束起自第 1~9 肋，其肌腱膜覆盖在肋间肌上。前锯肌大体上分上下两部分，上部肌纤维起点较集中，多位于第 1~3 肋腋前中线处，止点较分散地止于肩胛骨脊柱缘的腹侧面，中间紧贴胸廓侧壁沿其曲度向后行，呈扇形分布，下部纤维分别起于 4~9 肋，而较为集中地止于肩胛下角的腹侧面，形成与上部纤维方向相反的扇形。

前锯肌能使肩胛骨内线紧密贴合胸壁，下部纤维拉肩胛骨向外并降低肩胛骨。两部纤维可协助上臂上举到垂直部位，并有提肋作用。

【体表定位】在胸部的侧面，胸大肌轮廓的下方，肌肉发达的人可以观察到前锯肌和腹外斜肌相互交错的肌齿。用手向前推重物或者用手攀于头后且肘部用力前仰时，前锯肌的肌齿即可清楚地观察和触及。（图 3-53、54）

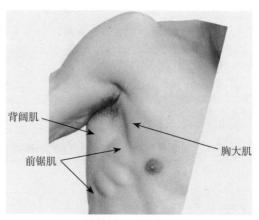

图 3-53　前锯肌 1

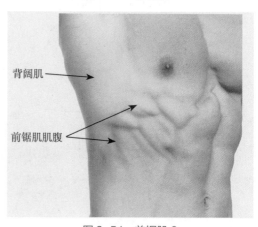

图 3-54　前锯肌 2

四、肩胛下肌

【部位介绍】肩胛下肌起自肩胛骨前面，肌束向上外，与关节囊紧贴，且有许多纤维编织入关节囊壁，经肩关节的前方，以一短而宽的扁腱，止于肱骨小结节。

肩胛下肌参与组成肩袖，协助维持肩关节的稳定。使肩关节内收和旋内，对肩关节的稳定起着重要作用。

【体表定位】被检查者站立弯腰且上肢自然下垂时，肩胛骨处于外旋位，此时检查者用手指置于肩胛骨的肋骨面处，同时嘱被检查者作肩关节旋内，即手掌向后，即可感到该肌收缩。（图3-55、56）

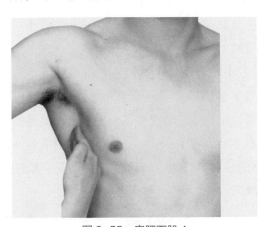

图 3-55　肩胛下肌 1

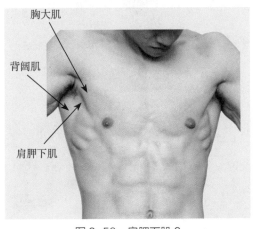

图 3-56　肩胛下肌 2

五、冈上肌

【部位介绍】冈上肌起自肩胛骨的冈上窝，经肩峰深面和喙肩韧带的下方，止于肱骨大结节上部。

冈上肌的作用是外展肩关节。

【体表定位】被检查者取坐位，斜方肌放松，颈部后伸，屈向检查者一侧，并转面部转向对侧。上肢下垂于躯干侧方，此时肩关节抗阻力外展，可于冈上窝触及冈上肌的收缩或观察到冈上肌隆起。（图3-57~59）

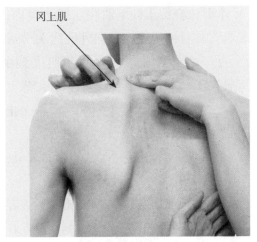

图 3-57　冈上肌 1

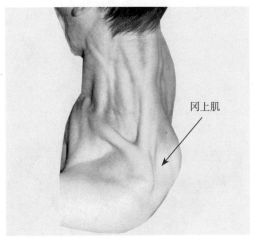

图 3-58　冈上肌 2

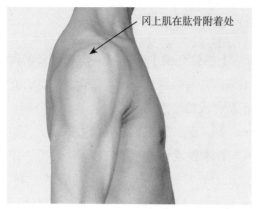

图 3-59　冈上肌在肱骨附着处

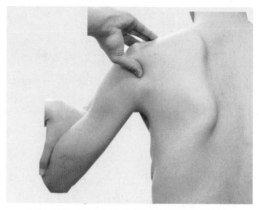

图 3-61　冈下肌和小圆肌在肱骨的附着处

六、冈下肌和小圆肌

【部位介绍】冈下肌位于冈下窝内，起自肩胛骨的冈下窝，向外经肩关节后面，止于肱骨大结节中部；小圆肌位于冈下肌的后下方，起始于肩胛骨的外侧缘上2/3背面，斜向外上，经肩关节后部，止于肱骨大结节的下部。

冈下肌的作用是外展、外旋肩关节；小圆肌的作用是使上臂后伸。

【体表定位】被检查者取坐位，检查者手指置于肩胛骨外侧缘附近，嘱被检查者抗阻力外旋肩关节，可感到肌肉收缩，上部为冈下肌，下部为小圆肌。（图3-60、61）

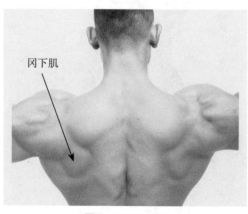

图 3-60　冈下肌

七、大圆肌

【部位介绍】大圆肌位于冈下肌及小圆肌的下方，起于肩胛骨外侧缘下角，向上经肱三头肌长头的前面，止于肱骨小结节嵴。

【体表定位】被检查者取坐位，手背置于臀后部，即肩关节处于外展、内旋、后伸位，检查者以手按压肘后方，嘱被检查者后伸肩关节相对抗，此时在肩胛骨外缘处可触及大圆肌的收缩，并可见其肌性隆起。

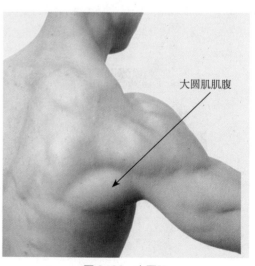

图 3-62　大圆肌

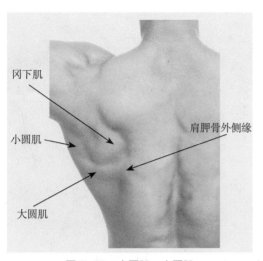

图 3-63 大圆肌、小圆肌

（标注：冈下肌、小圆肌、大圆肌、肩胛骨外侧缘）

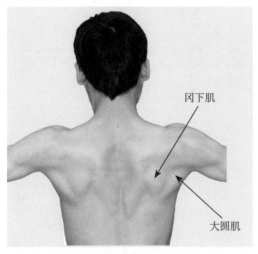

图 3-64 大圆肌、冈下肌

（标注：冈下肌、大圆肌）

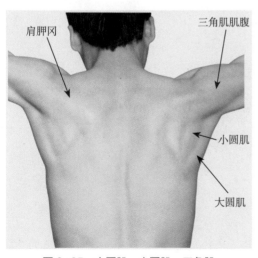

图 3-65 大圆肌、小圆肌、三角肌

（标注：肩胛冈、三角肌肌腹、小圆肌、大圆肌）

八、三角肌

【部位介绍】三角肌起自锁骨的外侧段、肩峰和肩胛冈，止于肱骨外侧三角肌粗隆。肱骨上端由于三角肌的覆盖，使肩关节呈圆隆形。如肩关节向下脱位或三角肌瘫痪萎缩，则可形成"方肩"体征。

【体表定位】肩关节居外展位时，使上臂抗阻力外展，可观察并触及三角肌收缩的全部轮廓，其前后缘尤为明显。三角肌的前部纤维可以利用肩关节外展时的前屈、内旋作检查，其后部纤维可在肩关节的后伸、外旋运动作检查。（图 3-66~70）

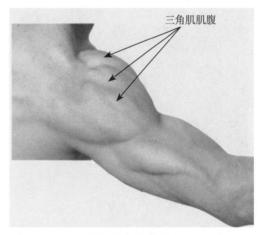

图 3-66 三角肌 1

（标注：三角肌肌腹）

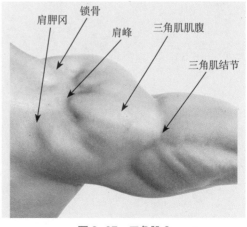

图 3-67 三角肌 2

（标注：肩胛冈、锁骨、肩峰、三角肌肌腹、三角肌结节）

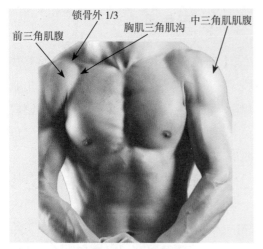

图 3-68　三角肌 3

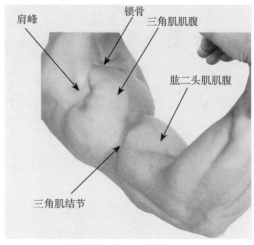

图 3-70　三角肌 5

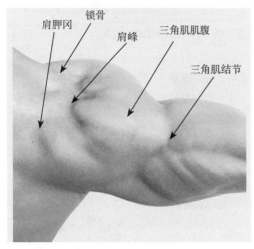

图 3-69　三角肌 4

第四章

臂　部

整体观

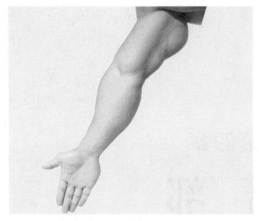

图 4-1　臂部正面观

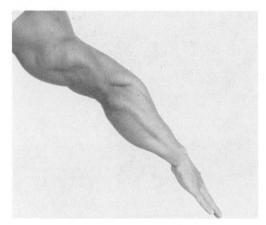

图 4-2　臂部侧面观

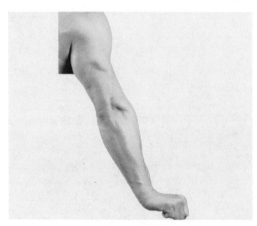

图 4-3　臂部后面观

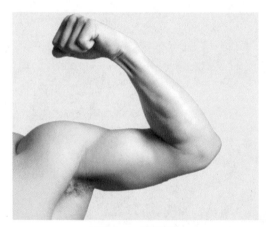

图 4-4　臂前区

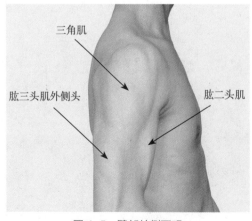

三角肌

肱三头肌外侧头

肱二头肌

图 4-5　臂部外侧面观

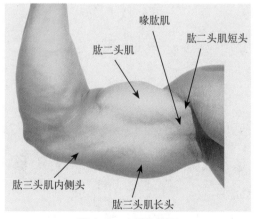

喙肱肌

肱二头肌

肱二头肌短头

肱三头肌内侧头

肱三头肌长头

图 4-6　上臂内侧面

肌性标志

一、肱二头肌短头

【部位介绍】肱二头肌呈梭形，起端有两个头，肱二头肌短头起自肩胛骨喙突尖部、喙肱肌外上方，在肱骨下 1/3 处与肱二头肌长头肌腹融合，并以一腱止于桡骨粗隆。

肱二头肌的主要功能是屈肘，当前臂处于旋前位时，能使其旋后。此外，还能协助屈上臂。

【体表定位】被检查者取坐位，检查者一手放置一个轻微的压力对抗被检查者屈肘关节的运动（被检查者前臂处于旋后位），另外一手用两指或三指压向上臂前面近侧端 1/3 处，靠近胸大肌向肘部、内侧下行，就能寻找到一条分隔肱二头肌短头、长头肌腹的沟。屈伸肘部使肱二头肌连续"收缩－放松"，则有助于寻找到此沟。此沟的内侧肌腹即为肱二头肌短头的肌腹。（图 4-7~11）

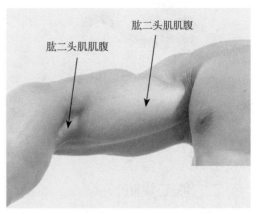

图 4-8　肱二头肌 2

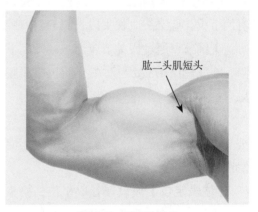

图 4-9　肱二头肌 3

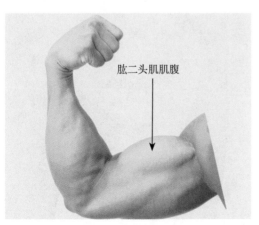

图 4-7　肱二头肌 1

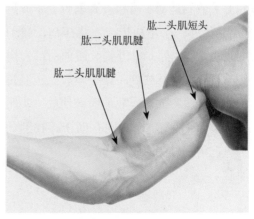

图 4-10　肱二头肌 4

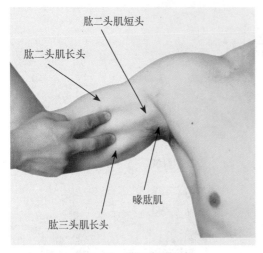

图 4-11 肱二头肌短头

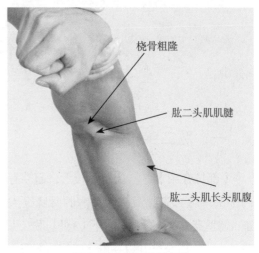

图 4-12 肱二头肌长头

二、肱二头肌长头

【部位介绍】肱二头肌呈梭形，起端有两个头，肱二头肌长头以长腱起自肩胛骨盂上结节，通过肩关节囊，经结节间下降，在肱骨下 1/3 处与肱二头肌短头肌腹融合，并以一腱止于桡骨粗隆。

肱二头肌的主要功能是屈肘，当前臂处于旋前位时，能使其旋后。此外，还能协助屈上臂。

【体表定位】被检查者取坐位，检查者一手放置一个轻微的压力对抗被检查者屈肘关节的运动（被检查者前臂处于旋后位），另外一手用两指或三指压向上臂前面近侧端 1/3 处，靠近胸大肌向肘部、内侧下行，就能寻找到一条分隔肱二头肌短头、长头肌腹的沟。屈伸肘部使肱二头肌连续"收缩－放松"，则有助于寻找到此沟。此沟的外侧肌腹即为肱二头肌长头的肌腹。

三、喙肱肌

【部位介绍】喙肱肌位于肱二头肌短头内后侧，起自肩胛骨喙突，止于肱骨中部内侧。

喙肱肌的作用是屈曲和内收肩关节。

【体表定位】被检查者取坐位，检查者置一手拇指于臂部的内侧面、肱二头肌短头的后方。要求被检查者前屈外展臂部，并屈曲肘关节。检查者的手下能感觉到一条绷紧的"条索状"肌肉，即是喙肱肌肌腹。（图 4-13、14）

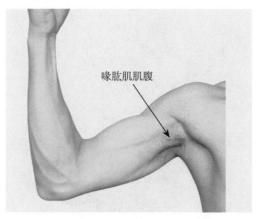

图 4-13 喙肱肌 1

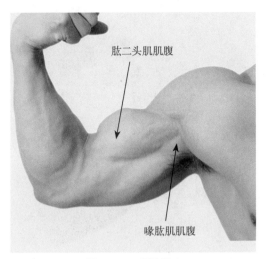

图 4-14　喙肱肌 2

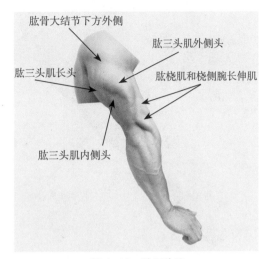

图 4-15　肱三头肌

四、肱三头肌

【部位介绍】肱三头肌位于臂后面的皮下。其起端有三个头，长头起自肩胛骨的盂下结节，向下经大、小圆肌之间；外侧头起自肱骨后面桡神经沟的外上方的骨面；内侧头起自桡神经沟的内下方的骨面。三头合为一个肌腹，向下移行于扁腱，止于尺骨鹰嘴的上缘和两侧缘。

肱三头肌的作用是伸肘关节；长头还可使肩关节内收和后伸。

【体表定位】当前臂伸直，即抗阻力伸肘时，在臂部后面可见到肱三头肌的三个头均收缩。在三角肌后缘下方的纵行隆起为肱三头肌长头，它向上伸向肩胛骨；其外侧的肌性隆起为外侧头；长头的内下方的隆起为内侧头，内侧头在肱骨下段内后方。同时，尚可扪及肌腹和终止于尺骨鹰嘴的肌腱。（图 4-15~22）

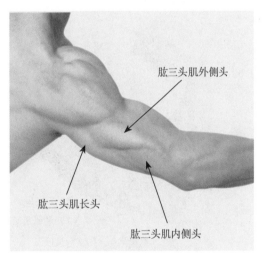

图 4-16　肱三头肌整体

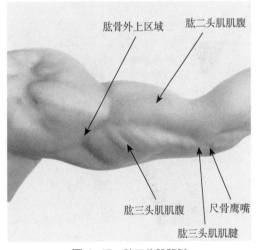

图 4-17　肱三头肌肌腱

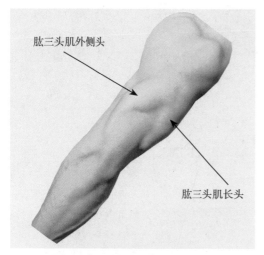

肱三头肌外侧头

肱三头肌长头

图 4-18　肱三头肌长头、外侧头

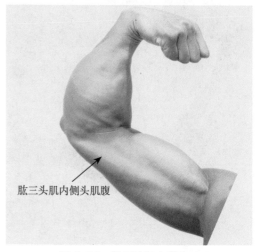

肱三头肌内侧头肌腹

图 4-21　肱三头肌内侧头 1

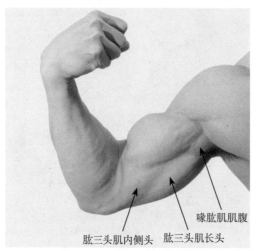

喙肱肌肌腹

肱三头肌内侧头　肱三头肌长头

图 4-19　肱三头肌长头、内侧头

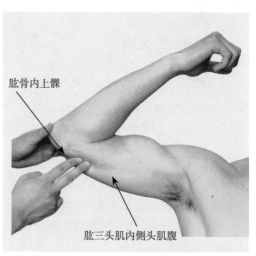

肱骨内上髁

肱三头肌内侧头肌腹

图 4-22　肱三头肌内侧头 2

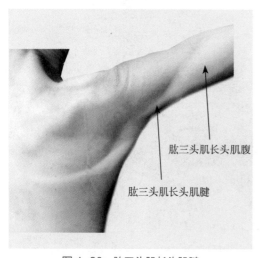

肱三头肌长头肌腹

肱三头肌长头肌腱

图 4-20　肱三头肌长头肌腱

第五章

肘 部

整体观

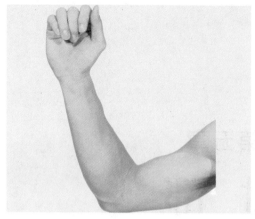

图 5-1　肘部屈曲位整体观

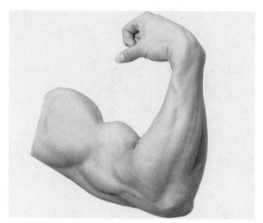

图 5-2　肘部屈曲位外侧面观

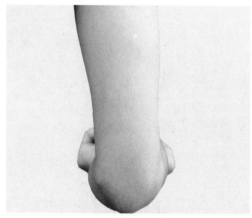

图 5-3　肘部屈曲位后面观

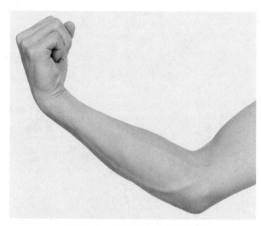

图 5-4　肘部屈曲位侧面观

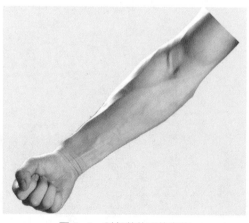

图 5-5　肘部整体观伸直位

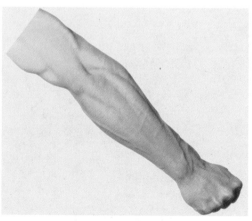

图 5-6　肘部伸直位整体观

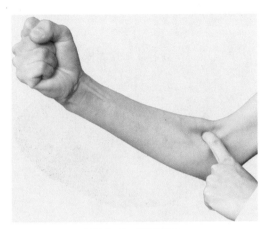

图 5-7　桡骨粗隆

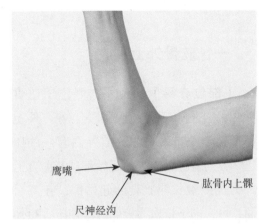

鹰嘴　　肱骨内上髁　　尺神经沟

图 5-8　尺神经沟 3

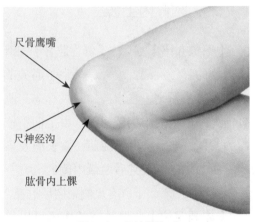

尺骨鹰嘴　　尺神经沟　　肱骨内上髁

图 5-9　尺神经沟 1

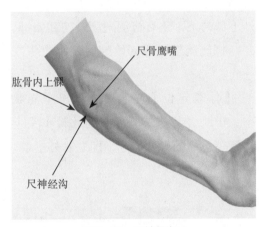

尺骨鹰嘴　　肱骨内上髁　　尺神经沟

图 5-10　尺神经沟 4

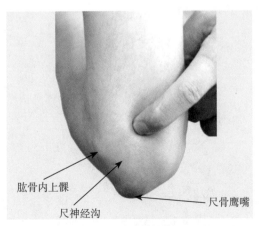

肱骨内上髁　　尺神经沟　　尺骨鹰嘴

图 5-11　尺神经沟 2

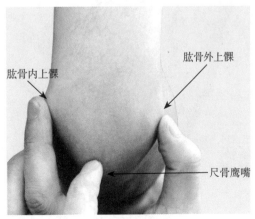

肱骨内上髁　　肱骨外上髁　　尺骨鹰嘴

图 5-12　肘三角

骨性标志

一、肱骨外上髁

【部位介绍】肱骨外上髁位于肱骨下端的外侧，肱骨小头的外上方。外上髁未包于关节囊内，其前外侧有一浅压迹，为前臂伸肌总腱的起始部。其前方上部为桡侧腕长伸肌腱的起始部；在其后面，由上向下依次为桡侧腕短伸肌、指伸肌、小指伸肌、尺侧腕伸肌及旋后肌腱的起始部，其最内侧为肘肌的起点。肱骨外上髁的下部还有桡侧副韧带的起始部，并与桡侧腕短伸肌起始腱的纤维交织在一起。

【体表定位】当肘关节处于半屈状态，于肘关节的外侧可摸到肱骨小头上外侧较粗糙的骨性突起，即肱骨外上髁。（图5-13、14）

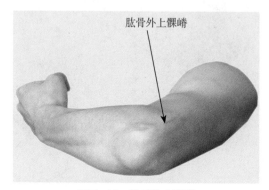

图5-14 肱骨外上髁嵴

二、肱骨内上髁

【部位介绍】肱骨内上髁为肱骨下端滑车内侧的骨性突起，大而显著，于肘关节的内侧极易触到，是重要的骨性标志。肱骨内上髁前下的结构较粗糙，由上向下依次为旋前圆肌、桡侧腕屈肌、掌长肌及指浅屈肌的附着点。其后面最内侧的上方有尺侧腕屈肌附着，下方有尺侧副韧带附着。

【体表定位】在肘关节的内侧可以很容易摸到位于肱骨滑车内上方的肱骨内上髁。（图5-15~18）

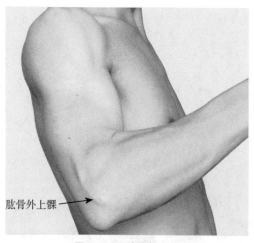

图5-13 肱骨外上髁

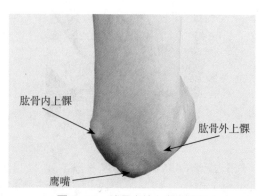

图5-15 肱骨内外上髁后面观

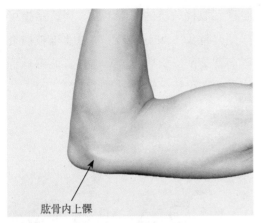

肱骨内上髁

图 5-16　肱骨内上髁

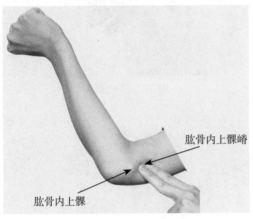

肱骨内上髁嵴

肱骨内上髁

图 5-17　肱骨内上髁嵴 1

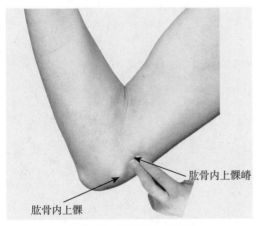

肱骨内上髁嵴

肱骨内上髁

图 5-18　肱骨内上髁嵴 2

三、尺骨鹰嘴

【部位介绍】尺骨鹰嘴位于尺骨上端

后面的骨性隆起，是肘关节背面正中的最高骨性突起。于肘关节的后方可清楚地触及，并随关节的前屈、后伸而上、下滑动。

【体表定位】肘关节背面正中的最高骨性突起即尺骨鹰嘴。（图 5-19~22）

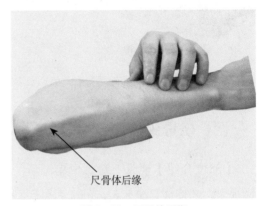

尺骨体后缘

图 5-19　尺骨体后缘

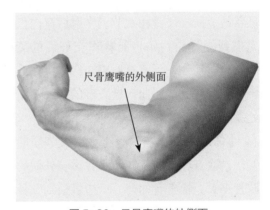

尺骨鹰嘴的外侧面

图 5-20　尺骨鹰嘴的外侧面

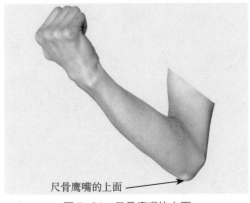

尺骨鹰嘴的上面

图 5-21　尺骨鹰嘴的上面

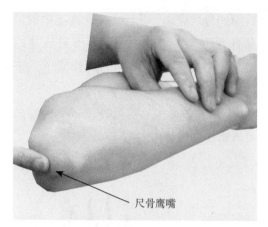

图 5-22 尺骨鹰嘴

四、桡骨头

【部位介绍】桡骨上端形成扁圆形的桡骨头，又称桡骨小头，头的上面有凹陷的桡骨头凹，与肱骨小头相关节；周围的环状关节面与尺骨相关节。在肘后窝内极易摸到桡骨头，如将前臂作交替性的旋前、旋后动作，可清晰地感知桡骨头在旋转，若将肘关节屈曲，检查者的拇、示指处就是桡骨小头。

【体表定位】嘱被检查者肘关节屈曲90°，检查者可触及位于肱骨远端外侧的肱骨小头。检查者的拇、示指触摸到肱骨小头，然后紧贴着皮肤向远侧端移动，当

触摸到肱桡关节的间隙以后，拇、示指可捏住桡骨头（如不能确定，可要求被检查者前臂旋前、旋后，这时检查者能感觉到桡骨头在手指下转动）。（图5-23、24）

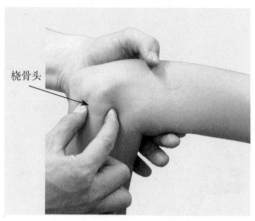

图 5-23 桡骨头

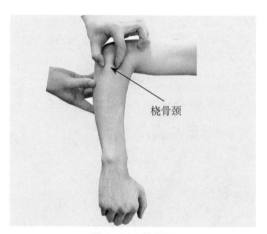

图 5-24 桡骨颈

第六章

前　臂

整体观

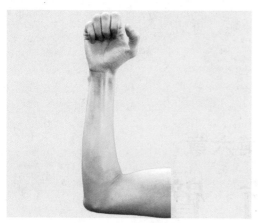

图6-1 前臂掌侧面观

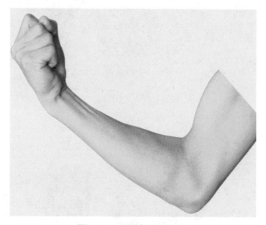

图6-2 前臂内侧面观

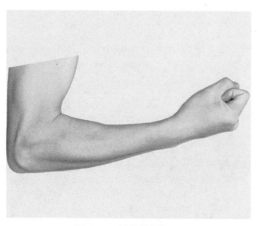

图6-3 前臂外侧面观

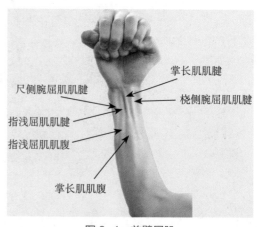

图6-4 前臂屈肌

尺侧腕屈肌肌腱
掌长肌肌腱
桡侧腕屈肌肌腱
指浅屈肌肌腱
指浅屈肌肌腹
掌长肌肌腹

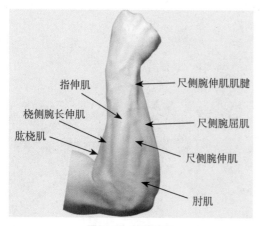

图6-5 前臂伸肌

指伸肌
桡侧腕长伸肌
肱桡肌
尺侧腕伸肌肌腱
尺侧腕屈肌
尺侧腕伸肌
肘肌

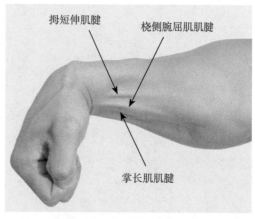

图6-6 前臂屈肌

拇短伸肌腱
桡侧腕屈肌肌腱
掌长肌肌腱

肌性标志

一、桡侧腕长伸肌

【部位介绍】桡侧腕长伸肌为前臂肌后群浅层的肌肉，起自肱骨外上髁，止于第 2 掌骨底背面。桡侧腕长伸肌的作用是伸、外展腕关节。

【体表定位】定位桡侧腕长伸肌的近侧端附着处时，要求被检查者屈曲肘关节，腕关节伸直并外展，就能触摸到桡侧腕长伸肌在肱骨外侧缘、肱桡肌附着处下方大约 3 横指处的收缩活动。定位桡侧腕长伸肌肌腱时，检查者以手指置于第 2、3 掌骨基底的近侧，嘱被检查者伸腕，在桡侧可触到桡侧腕长伸肌肌腱，在尺侧可触到桡侧腕短伸肌肌腱。拇长伸肌肌腱从上述两肌腱的表面斜行越过，有时容易将它误认为腕伸肌。在握拳时伸腕，拇指及指骨间关节处于屈曲位，即可消除拇长伸肌肌腱的张力干扰。（图 6-7~10）

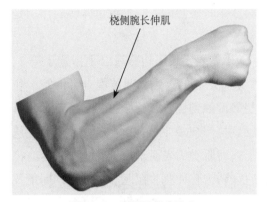

图 6-8　桡侧腕长伸肌 2

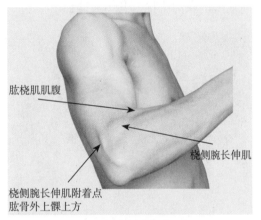

图 6-9　桡侧腕长伸肌 3

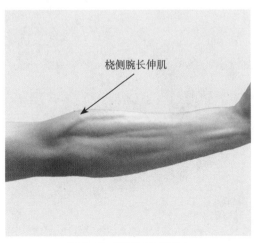

图 6-7　桡侧腕长伸肌 1

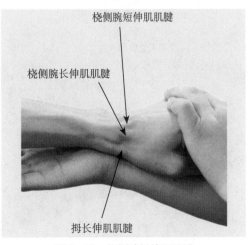

图 6-10　桡侧腕长伸肌肌腱

二、桡侧腕短伸肌

【部位介绍】桡侧腕短伸肌为前臂肌后群浅层的肌肉，起自肱骨外上髁，止于第3掌骨底背面。桡侧腕短伸肌的作用是伸腕关节。

【体表定位】检查者以手指置于第2、3掌骨基底的近侧，嘱被检查者伸腕，在桡侧可触到桡侧腕长伸肌肌腱，在尺侧可触到桡侧腕短伸肌肌腱。拇长伸肌肌腱从上述两肌腱的表面斜行越过，有时容易将它误认为腕伸肌。在握拳时伸腕，拇指及指骨间关节处于屈曲位，即可消除拇长伸肌肌腱的张力干扰。（图6-11~13）

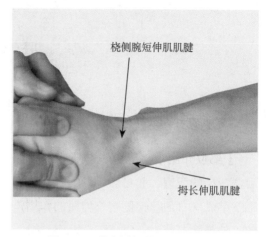

图6-13 桡侧腕短伸肌远端附着处

三、指伸肌

【部位介绍】指伸肌为前臂肌后群浅层的肌肉，起自肱骨外上髁，止于第2~5中指中节、远节指骨底。指伸肌的作用是伸指、伸腕。

【体表定位】前臂近侧部的指伸肌位于桡侧腕长伸肌的后内侧，重复做伸腕和伸指的运动，能使指伸肌肌腱更明显。在腕部，指伸肌的4条肌腱和示指伸肌的肌腱共同位于一个骨纤维鞘内，由桡骨后面进入手的背面。（图6-14、15）

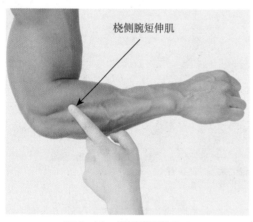

图6-11 桡侧腕短伸肌1

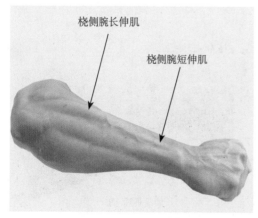

图6-12 桡侧腕短伸肌2

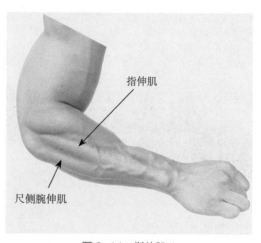

图6-14 指伸肌1

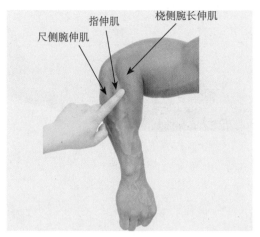

尺侧腕伸肌　指伸肌　桡侧腕长伸肌

图 6-15　指伸肌 2

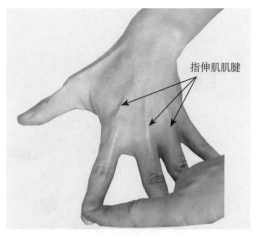

指伸肌肌腱

图 6-17　指伸肌肌腱 1

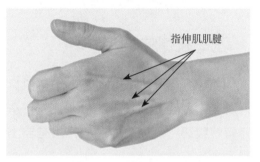

指伸肌肌腱

图 6-18　指伸肌肌腱 2

四、小指伸肌

【部位介绍】小指伸肌为前臂肌后群浅层的肌肉，起自肱骨外上髁，止于小指指背腱膜。小指伸肌的作用是伸小指、伸腕。

【体表定位】在肱骨外上髁高度，小指伸肌位于指伸肌的内侧和尺侧腕伸肌之间的沟内，检查者只要放置示指在凹陷中，并要求被检查者反复伸小指，即可触摸到它的收缩。放置示指在指伸肌肌腱的内侧和尺侧腕伸肌肌腱的外侧，即能触摸到小指伸肌肌腱，反复伸小指的近节指骨（另两节屈曲）将有助于确定此肌腱。

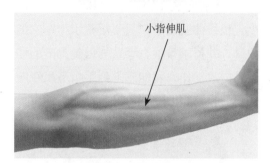

小指伸肌

图 6-19　小指伸肌

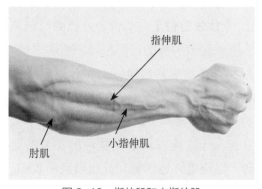

指伸肌

小指伸肌

肘肌

图 6-16　指伸肌和小指伸肌

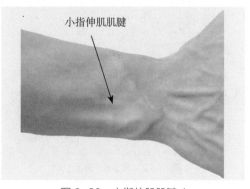

小指伸肌肌腱

图 6-20　小指伸肌肌腱 1

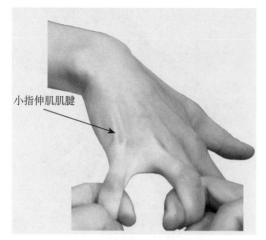

小指伸肌肌腱

图 6-21 小指伸肌肌腱 2

五、尺侧腕伸肌

【部位介绍】尺侧腕伸肌为前臂肌后群浅层的肌肉，起自肱骨外上髁，止于小指指背腱膜。尺侧腕伸肌的作用是伸小指、伸腕。

【体表定位】检查者在肱骨外上髁高度定位指伸肌以后，只要放置示指在它的内侧，并要求被检查者重复做腕关节的伸直和内收动作，就能感觉到手指下尺侧腕伸肌的收缩。（图 6-22~26）

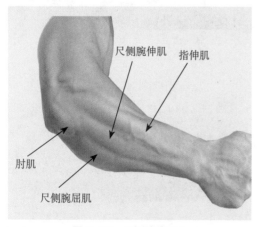

尺侧腕伸肌　指伸肌

肘肌

尺侧腕屈肌

图 6-22 尺侧腕伸肌 1

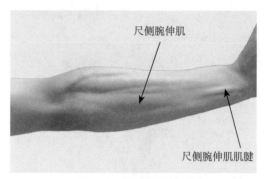

尺侧腕伸肌

尺侧腕伸肌肌腱

图 6-23 尺侧腕伸肌 2

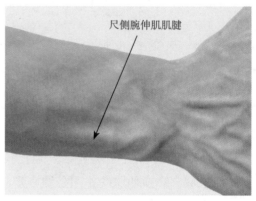

尺侧腕伸肌肌腱

图 6-24 尺侧腕伸肌肌腱

六、肘肌

【部位介绍】肘肌起于肱骨外上髁，向后下走行止于尺骨鹰嘴的外侧面。

肘肌的作用是协助肱三头肌伸肘，使肘关节完全伸直；可避免伸肘关节时肘关节囊被挤压于鹰嘴窝；同时具有外展尺骨和增强关节囊的作用。

【体表定位】肘肌位于外侧的尺侧腕伸肌肌腹和内侧的尺侧腕屈肌肌腹之间。为了易于触摸到肘肌，可先触摸到鹰嘴的外侧缘，然后紧贴着皮肤沿着前臂向下、向远侧触摸，此时肘肌能在手指下触摸到。让被检查者做反复伸肘关节的运动，将能更好地感觉到此肌肌腹的收缩。（图 6-25~27）

骨中部后外面。旋前圆肌的作用是使前臂旋前、屈肘。

【体表定位】检查者首先触摸到肱二头肌肌腱内侧，要求被检查者紧握拳头、前臂旋前，就能感觉到旋前圆肌在手指下收缩。再沿旋前圆肌肌腹一直向远侧，就可触摸到它在桡骨外侧面中间 1/3 的附着处，它的行径是向下、向外倾斜的。要求被检查者握紧拳头、前臂旋前，将有助于定位。（图 6-28、29）

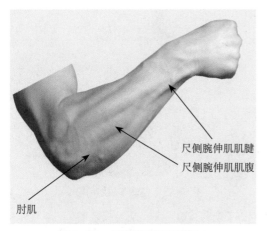

尺侧腕伸肌肌腱
尺侧腕伸肌肌腹
肘肌

图 6-25　尺侧腕伸肌和肘肌 1

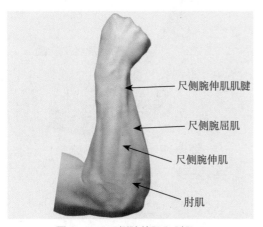

尺侧腕伸肌肌腱
尺侧腕屈肌
尺侧腕伸肌
肘肌

图 6-26　尺侧腕伸肌和肘肌 2

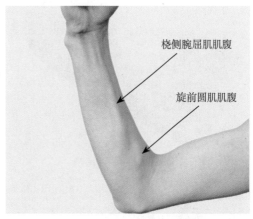

桡侧腕屈肌肌腹
旋前圆肌肌腹

图 6-28　旋前圆肌肌腹 1

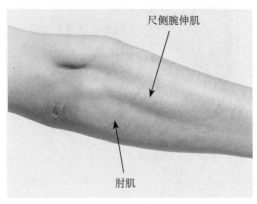

尺侧腕伸肌
肘肌

图 6-27　肘肌

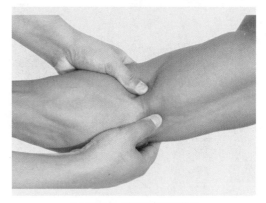

图 6-29　旋前圆肌肌腹 2

七、旋前圆肌

【部位介绍】旋前圆肌是前臂肌前群肌，起于肱骨内上髁、尺骨冠突，止于桡

八、桡侧腕屈肌

【部位介绍】桡侧腕屈肌是前臂肌前群肌，起于肱骨内上髁、前臂筋膜，止于

第 2 掌骨底前面。桡侧腕屈肌的作用是屈肘、屈腕、手外展。

【体表定位】检查者示指施力于腕掌横纹桡侧，要求被检查者对抗阻力微屈腕关节并外展，即可观察到桡侧腕屈肌的远侧端肌腱，该肌腱是前臂前面下 1/3 处肌腱中最外侧的那条。桡侧腕屈肌肌腹可在其肌腱的近侧端延续处被触摸到，位于旋前圆肌的内侧。（图 6-30~36 ）

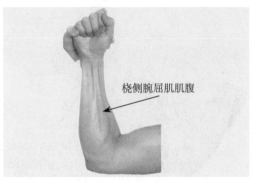

图 6-33　桡侧腕屈肌肌腹 2

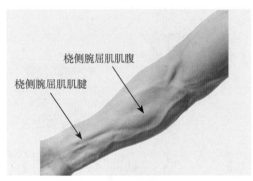

图 6-30　桡侧腕屈肌 1

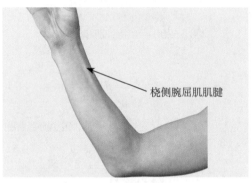

图 6-34　桡侧腕屈肌肌腱 1

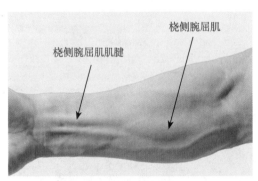

图 6-31　桡侧腕屈肌 2

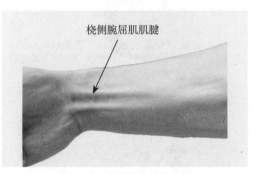

图 6-35　桡侧腕屈肌肌腱 2

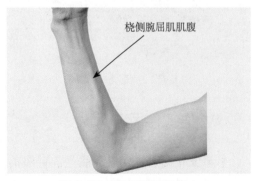

图 6-32　桡侧腕屈肌肌腹 1

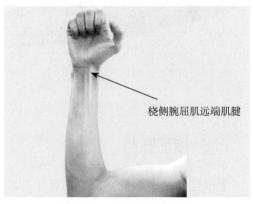

图 6-36　桡侧腕屈肌肌腱 3

九、掌长肌

【部位介绍】掌长肌是前臂肌前群肌，起于肱骨内上髁、前臂筋膜，止于掌腱膜。掌长肌的作用是屈腕、紧张掌腱膜。

【体表定位】要求被检查者的拇指与小指相对就能很好地显示出掌长肌肌腱所形成的腱性突起，这条肌腱很长，占据了前臂前面下 2/3 的长度。掌长肌肌腹在其肌腱的近侧端延伸处，位于桡侧腕屈肌的内侧，是一块易变异的肌肉。（图 6-37~40）

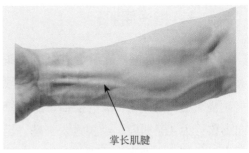

图 6-39　掌长肌腱 1

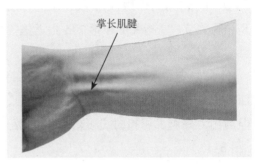

图 6-40　掌长肌腱 2

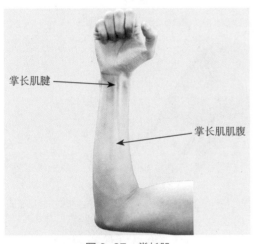

图 6-37　掌长肌

十、尺侧腕屈肌

【部位介绍】尺侧腕屈肌是前臂肌前群肌，起于肱骨内上髁、前臂筋膜，止于豌豆骨。尺侧腕屈肌的作用是屈腕、手内收。

【体表定位】要求被检查者前屈和内收腕关节，尺侧腕屈肌是前臂前面最内侧的条肌腱。（图 6-41）

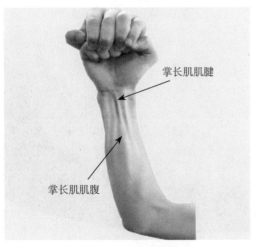

图 6-38　掌长肌肌腹

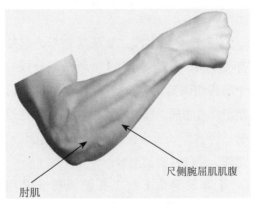

图 6-41　尺侧腕屈肌

十一、指浅屈肌

【部位介绍】指浅屈肌起点有肱尺头和桡头，肱尺头起自肱骨内上髁和尺骨冠突，桡头起自桡骨上 1/2 的前面，肌纤维向下移行为 4 条肌腱，经腕管入手掌，至手指后每腱分为两束，分别止于第 2 至第 5 指中节指骨底的两侧。指浅屈肌的作用是屈腕关节、掌指关节和第 2~5 指近侧指骨间关节。

【体表定位】由于指浅屈肌腱在腕前面的位置较深，通过体表观察不太明显，但当用力屈腕、屈指时，可清楚地触及。（图 6-42）

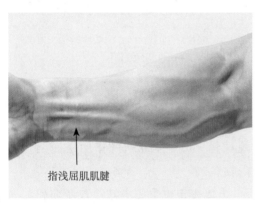

图 6-42 指浅屈肌肌腱

十二、肱二头肌肌腱

【部位介绍】肱二头肌呈梭形，起端有两个头，在肱骨下 1/3 处两头汇合成一个肌腹向下延续为肌腱，经肘关节前方，止于桡骨粗隆。肱二头肌的主要功能是屈肘，当前臂处于旋前位时，能使其旋后。此外，还能协助屈上臂。

【体表定位】肱二头肌肌腱非常粗大，能毫无困难地在肘窝处触摸到。被检查者首先前臂旋后，然后对抗阻力地屈曲肘关节，将有助于触诊肱二头肌肌腱。（图 6-43~49）

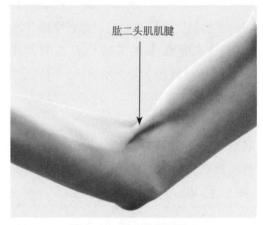

图 6-43 肱二头肌肌腱 1

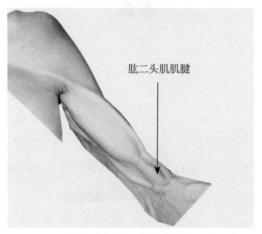

图 6-44 肱二头肌肌腱 2

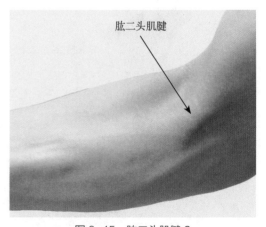

图 6-45 肱二头肌腱 3

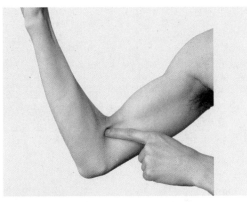

图 6-46　肱二头肌肌腱膜 1

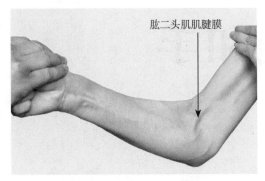

肱二头肌肌腱膜

图 6-47　肱二头肌肌腱膜 2

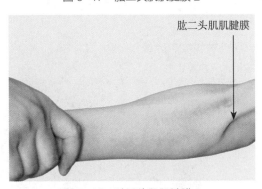

肱二头肌肌腱膜

图 6-48　肱二头肌肌腱膜 3

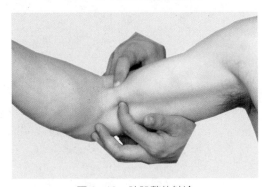

图 6-49　肱肌整体触诊

十三、肱三头肌肌腱

【部位介绍】肱三头肌起点有三个头，长头以长腱起自肩胛骨关节盂的下方，向下行经大、小圆肌之间；外侧头起自肱骨后面桡神经沟的外上方的骨面；内侧头起自桡神经沟内下方的骨面，三头合成一个肌腹，以扁腱止于尺骨鹰嘴。肱三头肌的主要作用是伸肘关节，长头还可后伸肩关节。

【体表定位】肱三头肌的远侧端肌腱通常是前后扁平的，也可以是椭圆条索状的，能在肘后部鹰嘴上面的肱三头肌肌腱附着处的前方摸到。肘关节对抗阻力后伸有助于触诊。（图 6-50、51）

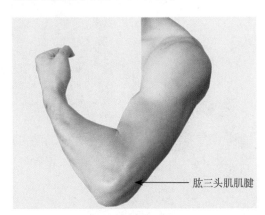

肱三头肌肌腱

图 6-50　肱三头肌肌腱 1

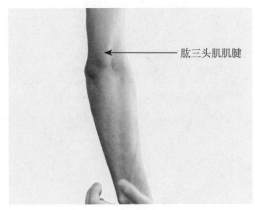

肱三头肌肌腱

图 6-51　肱三头肌肌腱 2

第七章

腕和手

整体观

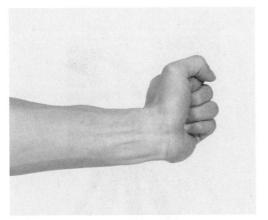

图 7-1　腕部整体观 1

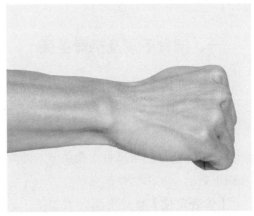

图 7-2　腕部整体观 2

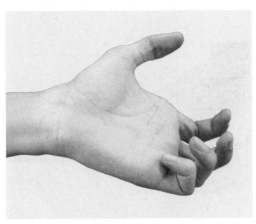

图 7-3　腕和手整体观 1

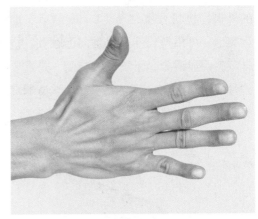

图 7-4　腕和手整体观 2

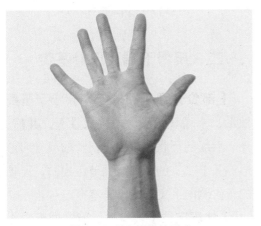

图 7-5　腕和手整体观 3

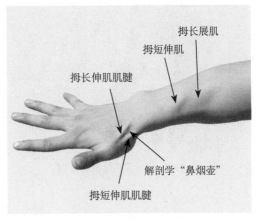

拇长展肌
拇短伸肌
拇长伸肌肌腱
解剖学"鼻烟壶"
拇短伸肌肌腱

图 7-6　腕和手侧面整体

第一节　骨性标志

一、桡骨下端及桡骨茎突

【部位介绍】桡骨下端特别膨大，前凹后凸，近似立方形。其远侧面光滑凹陷，为腕关节面，与近侧腕骨相关节。内侧面有尺骨切迹，与尺骨头相关节。外侧面向下突出，叫作桡骨茎突。

【体表定位】桡骨下端位置表浅，易于摸到，顺着桡骨下端前面的凹陷向下可触及桡腕关节面粗糙的前缘。在腕背中点的外侧，桡骨背侧结节（Lister 结节）向后突出，可沿拇长伸肌肌腱向上触及。桡骨茎突明显地隆起于腕部的桡侧，是重要的骨性标志，桡骨茎突尖于解剖学鼻咽窝向上可触及。（图 7-7~9）

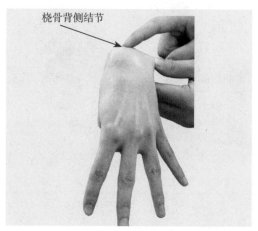

图 7-8　桡骨茎突 1

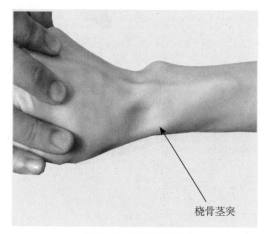

图 7-9　桡骨茎突 2

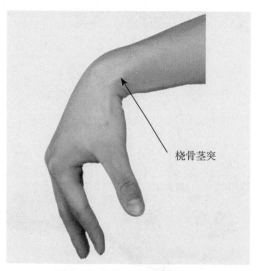

图 7-7　桡骨下端及桡骨茎突

二、尺骨下端及尺骨茎突

【部位介绍】尺骨下端狭小，呈圆柱形，末端较为膨大，称尺骨头，其前、外、后缘的环状关节面与桡骨的尺骨切迹形成关节。头的下面与关节盘相贴，尺骨的背内侧向下突起为尺骨茎突。

【体表定位】被检查者前臂处于半旋

前位，检查者顺着尺骨的背内侧向下触摸，可触及尺骨下端及尺骨茎突。尺骨茎突比桡骨茎突位置高且偏后一些，两者相距约1.25cm。（图7-10~13）

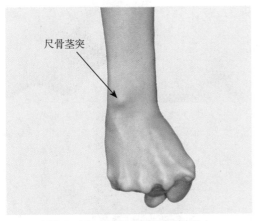

图7-10　尺骨下端及尺骨茎突1

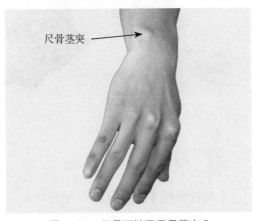

图7-11　尺骨下端及尺骨茎突2

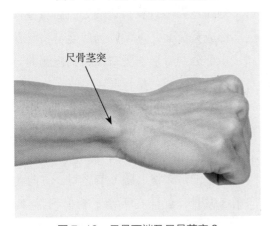

图7-12　尺骨下端及尺骨茎突3

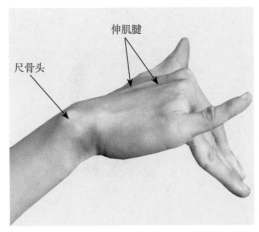

图7-13　尺骨头

三、舟骨结节及大多角骨结节

【部位介绍】舟骨是腕关节的一块小骨头。舟骨靠近桡侧，其状如舟，不规则，背面狭长，粗糙不平，与桡骨形成关节。大多角骨介于舟骨和第1掌骨之间，上面凹陷，向内上方，与舟骨相关节；下面有鞍状关节面，向外下方，与第1掌骨底相关节；掌侧面狭窄，有长嵴状的隆起，称为大多角骨结节，为腕横韧带、拇短展肌及拇指对掌肌的附着部；内侧面被一微嵴分为前小后大的两部分，前者平坦，与第2掌骨底相关节，后者凹陷，与小多角骨相关节；外侧面宽广而粗糙，有腕桡侧副韧带附着。

【体表定位】被检查者腕部背伸，在腕远侧皮肤皱襞的桡侧半深面可触及舟骨结节，在舟骨结节的远侧紧挨着可摸到大多角骨结节，两结节共同构成腕骨桡侧隆起。（图7-14~19）

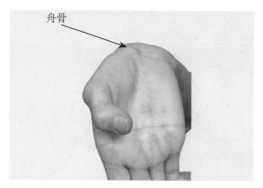

图 7-14　舟骨 1

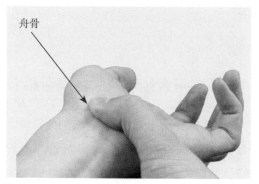

图 7-15　舟骨 2

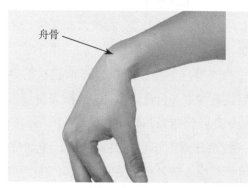

图 7-16　舟骨 3

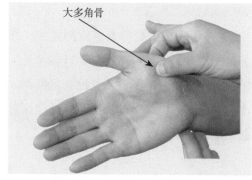

图 7-17　大多角骨

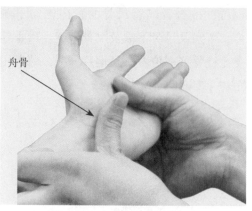

图 7-18　大多角骨触诊第 1 步

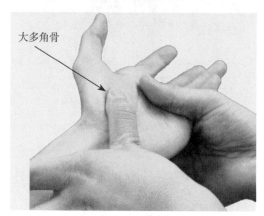

图 7-19　大多角骨触诊第 2 步

四、月骨

【部位介绍】月骨是腕骨中唯一的掌侧大背侧小的骨头，月骨外形上呈半圆形，侧面观为半月状；近端为凸面与桡骨远端形成关节面，远端则为凹面与头状骨和一小部分钩骨形成关节面，其桡侧端与舟骨、尺骨端和三角骨形成关节。

【体表定位】被检查者屈曲腕关节，在桡骨下端后面的中点触及桡骨背侧结节，检查者食指置于背侧结节的内侧（尺侧），骑跨在桡、腕关节之间，方向朝向第 3 掌骨，就能在手指下触摸到月骨。（图 7-20）

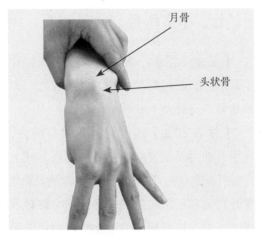

图 7-20　月骨

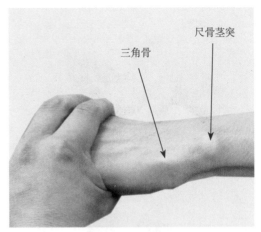

图 7-22　三角骨 2

五、三角骨

【部位介绍】三角骨形似三角形，呈锥状，位于月骨与钩骨之间，并与两骨形成关节。远端偏掌侧，有椭圆形关节面与豌豆骨相连；近端为三角纤维软骨盘，其关节面凸隆，与腕尺侧半月板及腕三角纤维软骨相接。

【体表定位】被检查者前臂旋前，腕关节屈曲，在腕背面尺侧，于尺骨茎突的更远端触及的第一个骨性突起即三角骨。（图 7-21、22）

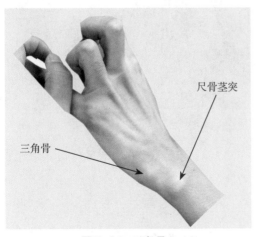

图 7-21　三角骨 1

六、豌豆骨及钩骨

【部位介绍】豌豆骨形似豌豆，为腕骨中最小的。掌侧面粗糙而凸隆，为腕横韧带、尺侧腕屈肌、小指展肌、豆掌韧带及豆钩韧带的附着部。背侧面有椭圆形的关节面，与三角骨相关节。其内外两面均粗糙。钩骨呈楔形，介于头状骨和三角骨之间，上面狭窄，有向外上方的关节面，与月骨相关节，下面宽广，与第 4、5 掌骨底相关节。在掌侧面呈三角形，上部有弯向外方的扁突，成为钩骨钩。

【体表定位】在小鱼际底与腕前第一横纹的尺侧端交界处即可触及豌豆骨，亦可沿尺侧腕屈肌肌腱向下触得，因为豌豆骨是尺侧腕屈肌的抵止处。在豌豆骨的远侧平第 4 掌骨尺侧缘可以摸到钩骨钩，两者共同构成腕骨尺侧隆起。（图 7-23~26）

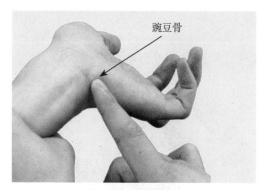

图 7-23 豌豆骨 1

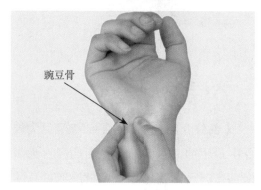

图 7-24 豌豆骨 2

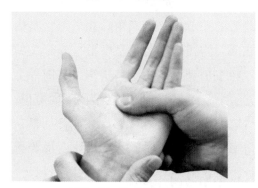

图 7-25 钩骨触诊第 1 步

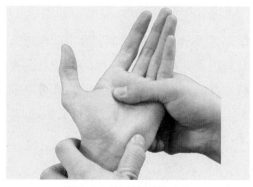

图 7-26 钩骨触诊第 2 步

七、小多角骨

【部位介绍】小多角骨为远侧列腕骨中最小者，近似楔形，被第 2 掌骨底、大多角骨、舟骨及头状骨所包绕。

【体表定位】被检查者腕关节屈曲，在手背面可见到突起的第 2 掌骨底，其上方的凹陷即是小多角骨。检查者触及第 2 掌骨底突起后，向近侧端的凹陷中移动示指，即位于桡侧腕长伸肌和桡侧腕短伸肌之间，即为小多角骨。（图 7-27、28）

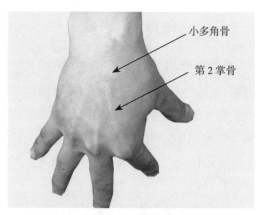

图 7-27 小多角骨 1

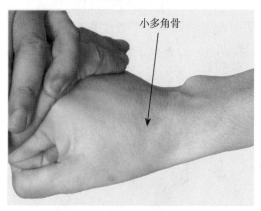

图 7-28 小多角骨 2

八、头状骨

【部位介绍】头状骨是腕骨中最大的

一块骨，长轴与手的长轴一致。它由三部分组成：上部鼓起的头、下部的体和二者之间过渡的颈。头状骨的近侧端与手舟骨和月骨相邻，远侧端与第2~4掌骨的小关节面相接触，外侧面上方与手舟骨构成关节，下方与小多角骨构成关节，内侧面与钩骨构成关节。

【体表定位】被检查者腕关节屈曲，在手背面可见到突起的第3掌骨底，其上方的凹陷即是头状骨的体，此凹陷上方的凸起即是头状骨的头。检查者触及第3掌骨底突起后，向近侧端移动示指，可依次触及紧邻第3掌骨底的凹陷及凹陷上方的凸起，分别为头状骨的体和头。（图7-29~31）

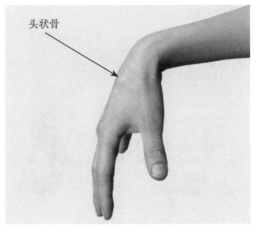

图7-31　头状骨3

九、掌骨

【部位介绍】掌骨共有5块，为小型长骨，由桡侧向尺侧，依次为第1至第5掌骨，每块掌骨的近侧端为底，接腕骨；远侧端为头，呈球形，与指骨相关节；头、底之间为体，体呈棱柱形，稍向背侧弯曲。

【体表定位】5块掌骨在手背位于皮下皆可摸清，指伸肌肌腱于掌骨的浅面通过，当握掌时，掌骨头明显隆起，清晰可见。（图7-32、33）

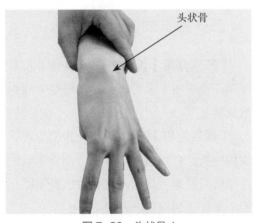

图7-29　头状骨1

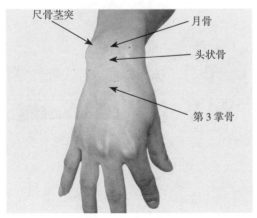

图7-30　头状骨2

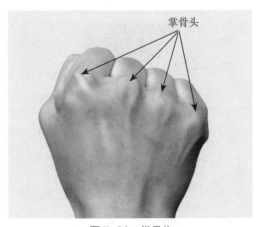

图7-32　掌骨头

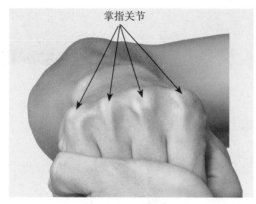

掌指关节

图 7-33　掌指关节

— ✦ 第二节　肌性标志 ✦ —

一、指浅屈肌肌腱

【部位介绍】指浅屈肌肌腱位于掌长肌肌腱的内侧，它的 4 条肌腱在此排列为两层，经腕骨达手掌分别止于第 2~5 指第 2 节指骨底。

【体表定位】由于指浅屈肌肌腱在腕前面的位置较深，通过体表观察不太明显，但当用力屈腕、屈指时，可清楚地触及。（图 7-34）

二、拇长展肌肌腱

【部位介绍】拇长展肌起自桡、尺骨背面，止于第 1 掌骨底。其作用是外展拇指及腕关节。

【体表定位】拇长展肌肌腱位于腕背侧最外面，当拇指外展时，于桡骨茎突的远侧可清楚地看到，并可顺着该腱追踪至第 1 掌骨底的桡侧。（图 7-35~37）

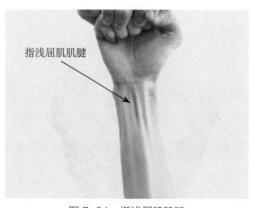

指浅屈肌肌腱

图 7-34　指浅屈肌肌腱

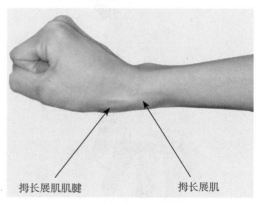

拇长展肌肌腱　　　　拇长展肌

图 7-35　拇长展肌肌腱 1

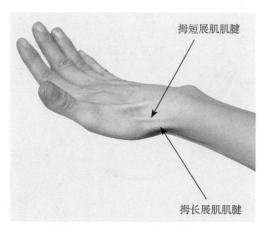

图 7-36 拇长展肌肌腱 2

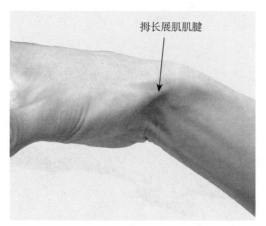

图 7-37 拇长展肌肌腱 3

三、拇短伸肌肌腱和拇长伸肌肌腱

【部位介绍】拇短伸肌起自桡、尺骨背面，止于拇指近节指骨底。其作用是伸拇掌指关节。拇长伸肌紧贴于桡骨远端背侧，腕背部第 3 个鞘管内，拇长伸肌肌腱于腕背部斜跨桡侧腕长、短伸肌的表面，远端容易寻找。拇短伸肌肌腱和拇长伸肌肌腱共同构成解剖学"鼻烟壶"。

【体表定位】拇短伸肌肌腱为一细长的肌腱，紧贴拇长展肌肌腱内侧下行至拇指第 1 节指骨底，两肌腱之间的裂隙亦可

摸清。拇长伸肌肌腱要求被检查者后伸拇指的掌指关节，在腕后部即出现此肌腱。（图 7-38~46）

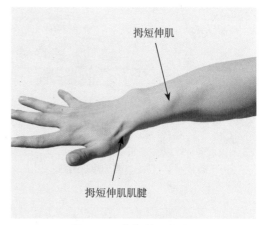

图 7-38 拇短伸肌肌腱 1

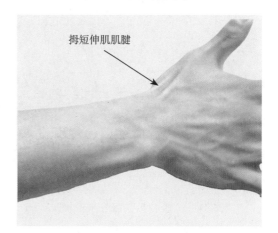

图 7-39 拇短伸肌肌腱 2

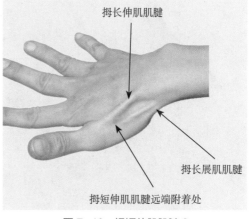

图 7-40 拇短伸肌肌腱 3

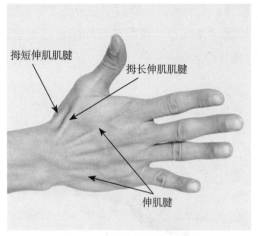

图 7-41　拇短、拇长伸肌肌腱

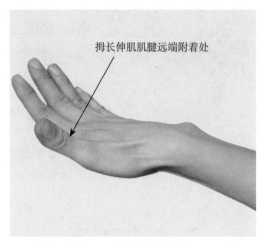

图 7-44　拇长伸肌肌腱 2

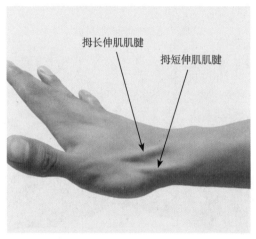

图 7-42　拇长伸肌肌腱和拇短伸肌

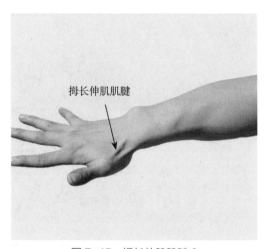

图 7-45　拇长伸肌肌腱 3

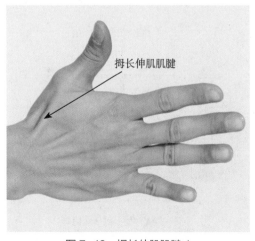

图 7-43　拇长伸肌肌腱 1

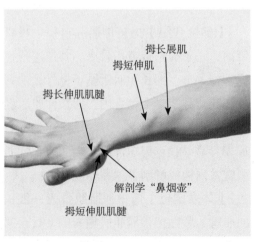

图 7-46　拇指肌

四、大鱼际

【部位介绍】大鱼际是位于手掌外侧呈鱼腹状的隆起，故内侧的肌性隆起高大。大鱼际是由拇短展肌、拇短屈肌和拇指对掌肌共同形成的肌性隆起。

【体表定位】在手掌外侧可见鱼腹状的隆起，即大鱼际。（图 7-47）

五、小鱼际

【部位介绍】小鱼际位于手掌尺侧，比外侧的肌性隆起小，故名小鱼际。小鱼际是由小指展肌、小指短屈肌和小指对掌肌形成的肌性隆起。

【体表定位】在手掌内侧可见一肌性隆起，比外侧的鱼际小，即小鱼际。（图7-47）

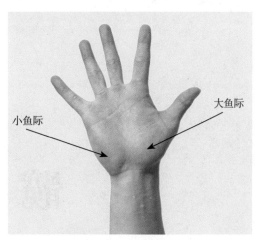

小鱼际　　大鱼际

图 7-47　大小鱼际

第八章

髋（臀）部

整体观

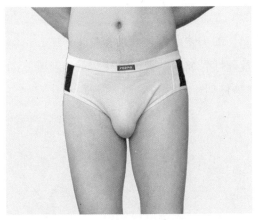

图 8-1 髋臀部正面观

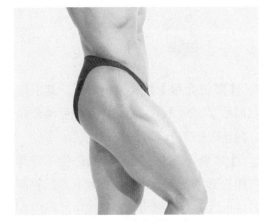

图 8-2 髋臀部侧面观

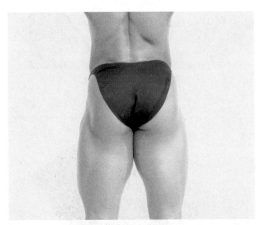

图 8-3 髋臀部后面观 1

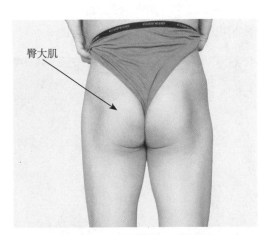

臀大肌

图 8-4 髋臀部后面观 2

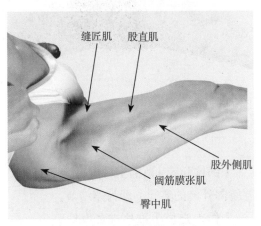

缝匠肌　股直肌

股外侧肌

阔筋膜张肌

臀中肌

图 8-5 髋部外侧面观

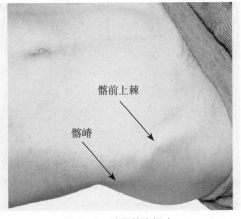

髂前上棘

髂嵴

图 8-6 髂骨体表标志

第一节 骨性标志

一、髂嵴

【部位介绍】髂骨位于皮下，其上增粗而肥厚的部分即为髂嵴。双侧髂嵴最高点的连线相当于第 4 腰椎棘突的水平。

【体表定位】被检查者侧卧位，臀部与腰腹部的交界处，可见突起高隆的臀部骨性上缘，腰腹部明显柔软。由外侧向皮肤触诊，可触及弧形骨嵴之外缘，由腰腹部向下可触及髂嵴上缘一指宽的骨面，手指向深处用力，可触摸到骨嵴内缘。(图 8-7)

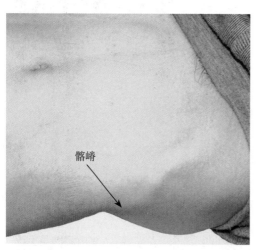

图 8-7 髂嵴

二、髂前上棘

【部位介绍】髂嵴的前端为髂前上棘，为下肢长度测量的重要标志。

【体表定位】被检查者取仰卧位，下肢平伸或下肢搭于床沿外下，可见腹股沟外侧高高隆起如手指肚大小的骨性突起，即为髂前上棘。垂直皮肤下压，可触及硬性骨骼，贴骨面上移，可触及肥厚的髂嵴。(图 8-8、9)

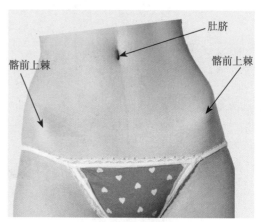

图 8-8 髂前上棘 1

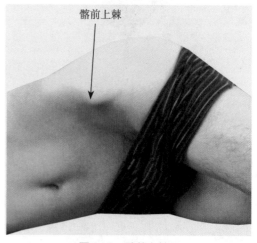

图 8-9 髂前上棘 2

三、髂结节

【部位介绍】髂前上棘后方 5~7cm 处，髂嵴向外侧的突起，即为髂结节。

【体表定位】被检查者取仰卧位，一

侧下肢外移至床沿，膝关节屈曲搭于床边，小腿下垂。臀部弧形的上缘（髂嵴外缘）边界明显突出，从外侧观，髂嵴最高点外侧缘略有隆起，拇食两指加持髂骨嵴，可摸到髂骨嵴外缘中点的骨性硬结即髂结节。（图 8-10）

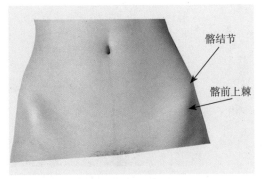

图 8-10　髂结节

四、髂后上棘

【部位介绍】髂嵴的后端为髂后上棘。

【体表定位】被检查者取坐位、俯卧位或侧卧位，屈膝屈髋，第 2 骶骨棘水平旁开 2cm 左右，女性该处有皮肤凹陷，男性该处有倒三角型骨隆起。触之，皮下有硬韧的骨组织。（图 8-11）

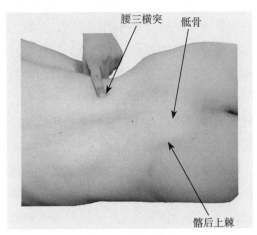

图 8-11　髂后上棘

五、耻骨结节

【部位介绍】耻骨上支的耻骨梳向前终于圆形隆起，为耻骨结节，是重要的体表标志。

【体表定位】被检查者取仰卧位，腹部下方阴毛处，耻骨联合左右旁开 1.5cm 处有微隆起。两手平放，拇指在内，四指在外，与双侧大转子水平位置，拇指沿耻骨上支骨面水平向内移动，可触摸到横架在耻骨区的棘状骨性突起，即耻骨结节。（图 8-12）

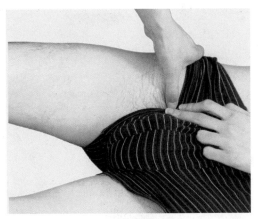

图 8-12　耻骨结节

六、坐骨棘和坐骨小切迹

【部位介绍】坐骨结节的上后方有一锐棘，即坐骨棘，棘的下方为坐骨小切迹。

【体表定位】被检查者侧卧、屈髋，臀部下部饱满处，看不到特殊标志。用手指确定坐骨结节的位置后，手指压紧坐骨结节处皮肤，令臀大肌放松，沿骨面向上触摸（在皮下组织上滑动），可感知有朝向骶骨的凹陷，即坐骨小切迹，向上继续滑动，隆起的骨棘即坐骨棘。

七、坐骨结节

【部位介绍】坐骨体与坐骨支移行部会合处的隆起后部，骨质粗糙而肥厚，称为坐骨结节，是坐骨最低处，可以在体表摸到。

【体表定位】被检查者取侧卧位，屈膝屈髋，臀部尖端隆起处，即坐位接触椅面的地方，多有皮肤磨损的痕迹。检查者手指探按，可触及粗大的骨骼。被检查者取俯卧位，检查者在臀后线中点处可触及坐骨结节骨面。（图 8-13）

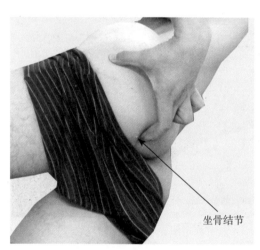

坐骨结节

图 8-13　坐骨结节

八、股骨大转子

【部位介绍】股骨大转子为位于股骨颈与体连接处上外侧的方形隆起，大转子的尖端位于髂前上棘和坐骨结节连线的中点处，距髂嵴结节处下约一掌宽。

【体表定位】被检查者取侧卧位，髋关节外侧高隆突起的骨骼即股骨大转子，最上面可摸到股骨大转子尖端骨面。下肢外展时，原来隆起的骨骼形成皮肤凹陷，凹陷处即可触摸到股骨大转子，并可触及股骨大转子的上、下、前、后缘和外侧骨面。（图 8-14）

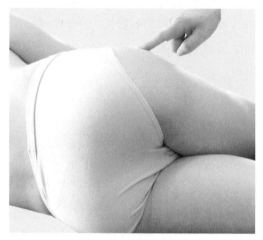

图 8-14　股骨大转子

九、股骨头

【部位介绍】股骨头膨大呈球形，其直径平均为 45.0 ± 0.23mm，向内上方并稍向前方，有光滑的关节面，与髋臼相关节。头的中央稍靠下侧，有一小窝，称为股骨头凹，为股骨头韧带的附着部。

【体表定位】从后面触诊股骨头时，被检查者取俯卧位，屈膝，髋关节内旋，在股骨大转子和髂骨外侧面之间，经臀大肌即可触摸到股骨头。不断地内、外旋转髋关节，检查者的手指下则可触及活动的股骨头。从前面触诊股骨头时，被检查者取侧卧位，检查者站在其后方，用髋部固定被检查者的骨盆（在前后平面上）。左手放在被检查者髋部前外侧面，右手支撑住被检查者的大腿前内侧面，缓慢带动下肢伸展（骨盆固定），左手指可逐渐地触摸到硬而突出向前的股骨头。（图 8-15）

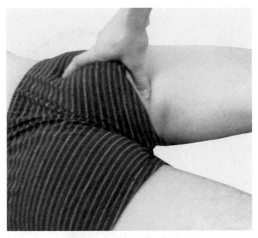

图 8-15　股骨头后触诊

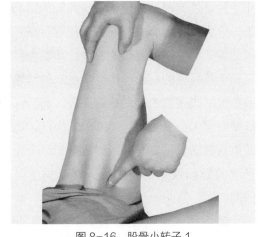

图 8-16　股骨小转子 1

十、股骨小转子

【部位介绍】股骨小转子为圆锥形的突起，位于股骨颈与股骨体连接处的后内侧，其前面粗糙，为腰大肌的附着部，而后面则平滑。

【体表定位】被检查者取仰卧位，检查者用左手的背面支撑于被检查者的小腿外侧面，随着髋关节外旋股骨小转子向前移动，右手的拇指在长收肌和股薄肌之间的软组织中滑动，即可触摸到较硬的股骨小转子。（图 8-16、17）

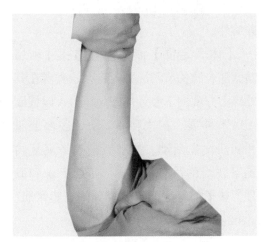

图 8-17　股骨小转子 2

第二节　肌性标志

一、阔筋膜

【部位介绍】阔筋膜是位于大腿深部的深筋膜，系全身最强厚的筋膜。其上缘附着于腹股沟韧带以及髂嵴的外唇，并向下与臀筋膜相延续。阔筋膜位于大腿的外侧增厚而移行为纵形纤维，形成髂胫束。髂胫束起自髂嵴外唇处，向下移行而止于胫骨外侧髁处。位于大腿外侧的阔筋膜，分为两层，其内包裹有阔筋膜张肌。阔筋膜张肌止于髂胫束的前缘，而臀大肌则止于髂胫束的后缘，髂胫束前部的纤维系由阔筋膜张肌的腱膜移行而成，而后部纤维为臀大肌肌腱的延续部分。因此，髂胫束系阔筋膜张肌与臀大肌肌腱相结合而形成的腱膜性结构，股骨大转子位于其深部。

阔筋膜张肌的作用主要是紧张阔筋膜，使髋关节存在前扁而稍向内旋的趋势；而臀大肌的作用，就是使髋关节后伸并旋外。

【体表定位】被检查者伸膝并稍屈髋，随着髋关节稍屈并内旋，检查者在其外踝上方朝向下肢远端施加压力，以抵制髋关节外展。在这种姿势下，髋部展肌和屈肌优先活动，要求被检查者反复内旋下肢，在臀中肌前方，髂前上棘和股骨大转子前缘之间可触摸到阔筋膜张肌。（图 8-18~22）

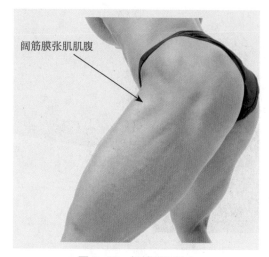

图 8-19 阔筋膜张肌 2

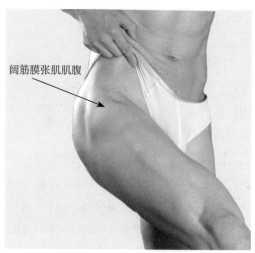

图 8-20 阔筋膜张肌 3

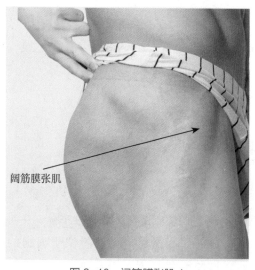

图 8-18 阔筋膜张肌 1

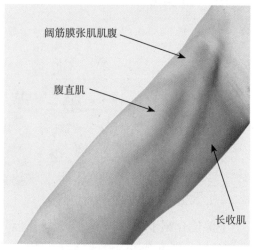

图 8-21 阔筋膜张肌 4

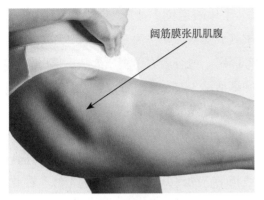

图 8-22　阔筋膜张肌 5

二、缝匠肌

【部位介绍】缝匠肌为身体最长之肌，形状为扁带状，位于股部前面和内侧皮下，起于髂前上棘，肌纤维自外上方斜向内下方，经膝关节内侧绕过收肌结节的后方至小腿，其肌腱越过股薄肌及半腱肌的浅面，止于胫骨粗隆和胫骨前嵴上端的内侧。缝匠肌的作用为屈髋关节和膝关节，并使小腿内旋。

【体表定位】被检查者髋关节取屈曲、旋外、外展位，膝关节亦屈曲，即举腿跨过对侧膝部（如缝鞋匠缝鞋时采取的姿势），此时在大腿前内侧看到的带状肌性隆起为缝匠肌。（图 8-23~26）

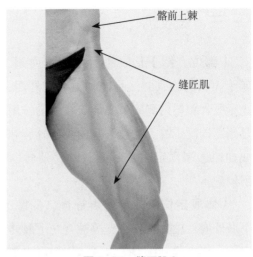

图 8-24　缝匠肌 2

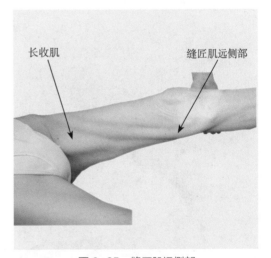

图 8-25　缝匠肌远侧部

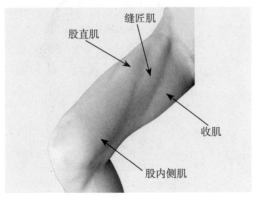

图 8-23　缝匠肌 1

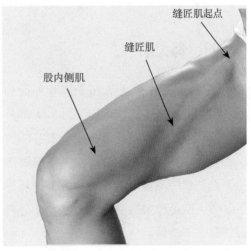

图 8-26　股内侧肌与缝匠肌

三、长收肌

【部位介绍】长收肌位于大腿内侧，属于大腿内侧肌群，起自耻骨上支外面，止于股骨粗线内侧唇中部。长收肌的作用是当近端固定时，使髋关节内收、外旋和屈曲；远端固定时，两侧收缩，使骨盆前倾。

【体表定位】被检查者屈髋、屈膝，下肢外展。检查者右手支撑被查之下肢并对抗大腿内收，在大腿内侧面上即可出现收缩的长收肌。

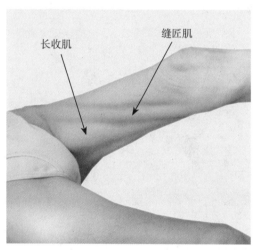

图 8-27 长收肌

四、臀大肌

【部位介绍】臀大肌起于髂骨外面和骶、尾骨的后面，肌束斜向下外，大部分止于髂胫束的深面及小部分止于股骨的臀肌粗隆。几乎占据整个臀部皮下，与臀部皮下脂肪组织共同形成特有的臀部膨隆外形。臀大肌是髋关节有力的伸肌，此外尚可使髋关节旋外。

【体表定位】被检查者取俯卧位，要求其大腿前面抬高离开检查台，屈膝，腰部固定。检查者右手下压大腿后部以防止膝部活动，左手即可触及臀大肌的收缩。

自尾骨尖经坐骨结节至股骨于上、中 1/3 交界处划一直线，此线即代表臀大肌的下缘；另自髂后上棘再划一条与上述直线相平行的线，代表臀大肌的上缘。在此两线间所构成的菱形区域为臀大肌的表面投影位置。（图 8-28~30）

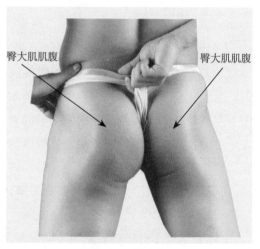

图 8-28 臀大肌 1

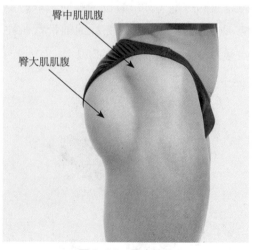

图 8-29 臀大肌 2

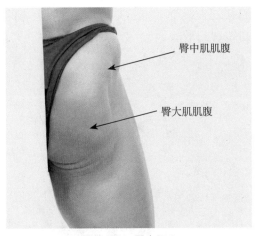

图 8-30　臀大肌 3

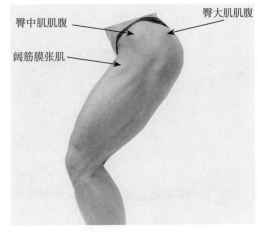

图 8-32　臀中肌 2

五、臀中肌

【部位介绍】臀中肌起于髂骨翼外侧、臀下线或臀后线之间，止于股骨大粗隆尖部的外侧面，作用是外展大腿，并协助髋关节前屈内旋、后伸外旋。

【体表定位】被检查者取侧卧位，检查者左手施加阻力放在大腿外下部，靠近膝部，以防止膝关节活动，右手放在髂嵴前部和股骨大转子上缘之间，要求被检查者迎着阻力外展，检查者右手可触及臀中肌的收缩。（图 8-31~36）

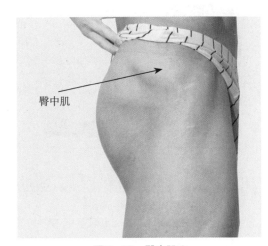

图 8-33　臀中肌 3

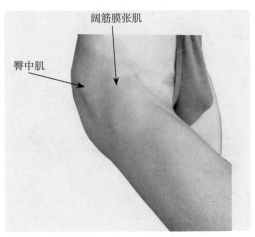

图 8-31　臀中肌 1

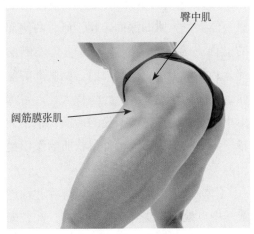

图 8-34　臀中肌 4

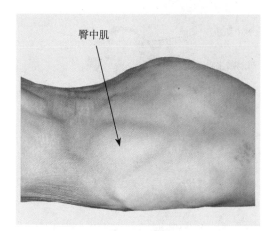

图 8-35　臀中肌 5

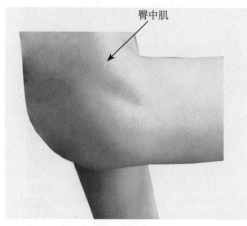

图 8-36　臀中肌 6

六、梨状肌

【部位介绍】梨状肌为呈三角形的小肌，位于臀大肌的深面，起于骶骨两侧部的盆面（第 2~5 骶椎体）骶前孔外侧的部分，分布于小骨盆的内面。两侧部的盆面，骶前孔外侧部分，经坐骨大孔入臀部出小骨盆，绕过髋关节囊的后面，止于大转子尖端的三角形区域。梨状肌的作用是使髋关节旋外。

【体表定位】从尾骨尖、髂后上棘连线的中点处划一线到大转子尖端，此线即代表梨状肌下缘的投影线；而从髂后上棘

直接划一线至大转子尖端为梨状肌上缘的投影线。（图 8-37）

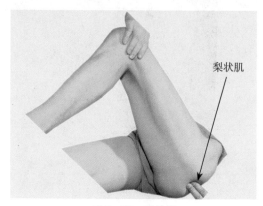

图 8-37　梨状肌

七、闭孔外肌

【部位介绍】闭孔外肌位于臀区肌群的深层，起于闭孔膜外面及其周围骨面，最终抵止于股骨的转子窝。闭孔外肌收缩，有使髋关节旋外的作用。

【体表定位】被检查者取仰卧位，膝、髋屈曲 90°，触诊右手拇指置于长收肌和股薄肌之间，检查者用右上肢提供对抗髋外旋的阻力，同时要求被检查者完成一系列的收缩和放松运动。拇指下可以感觉到由于肌肉活动而绷紧的闭孔外肌。（图 8-38）

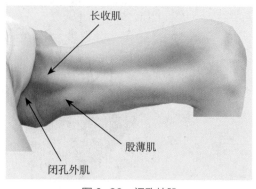

图 8-38　闭孔外肌

第九章

股　部

整体观

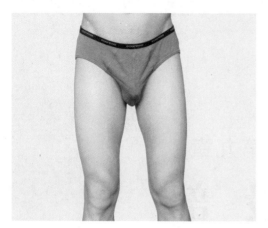

图 9-1 股部前面观

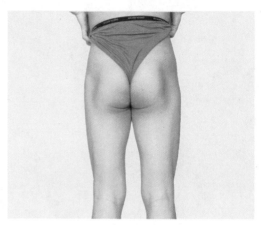

图 9-2 股部后面观

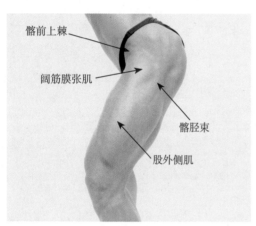

髂前上棘

阔筋膜张肌

髂胫束

股外侧肌

图 9-3 大腿外侧面

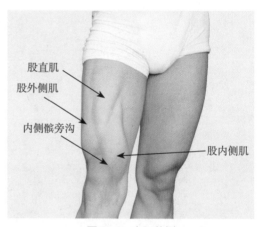

股直肌

股外侧肌

内侧髌旁沟

股内侧肌

图 9-4 大腿前侧

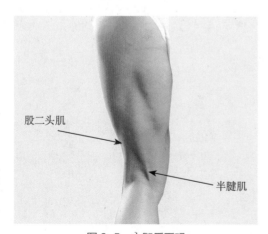

股二头肌

半腱肌

图 9-5 大腿后面观

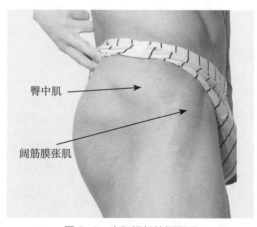

臀中肌

阔筋膜张肌

图 9-6 大腿根部外侧面观

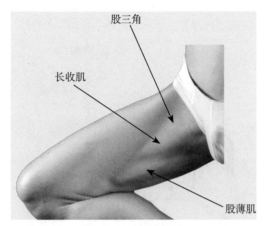

图 9-7 大腿内侧面

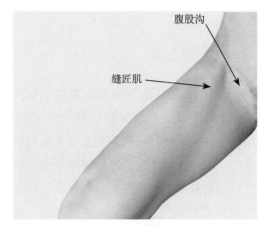

图 9-8 康股沟

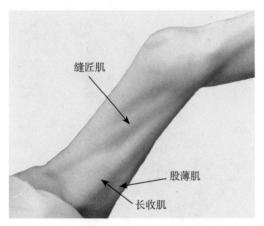

图 9-9 大腿内侧

⟞⟩ 肌性标志 ⟨⟞

一、髂胫束

【部位介绍】髂胫束起自髂前上棘及髂后上嵴，止于胫骨外侧的髂胫束粗隆，位于大腿的外侧，是人体最长最宽的筋膜条带。它包括阔筋膜张肌、臀中肌及少部分臀大肌纤维的肌肉部分，以及由上述肌肉在股骨大转子处移行成股外侧的阔筋膜，过膝外侧而抵止于胫骨的筋膜部分组成。从侧面观，髂胫束呈"Y"型。髂胫束主要功能是完成躯干肌与下肢肌的力量传递和大腿阔筋膜紧张，起辅助支撑作用，使大腿屈曲、旋内、后伸及外展。

【体表定位】被检查者取仰卧位，在被检查者伸膝并稍屈髋的同时，检查者将左手放在被检查者下肢的外侧面、外踝上方，阻止髋外展（使股胫外侧间隙开放）。由于髂胫束附着于股胫间隙远端，故而被绷紧。在近膝部触诊到的坚韧的腱性结构为髂胫束。（图 9-10~14）

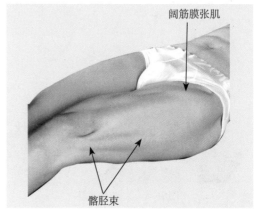

图 9-11　髂胫束 2

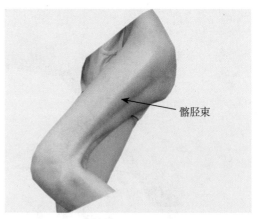

图 9-12　髂胫束 3

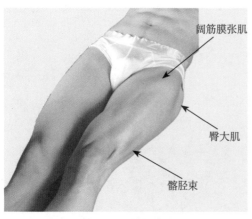

图 9-10　髂胫束 1

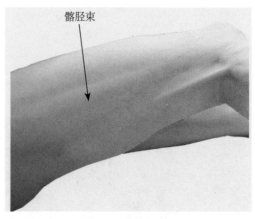

图 9-13　髂胫束 4

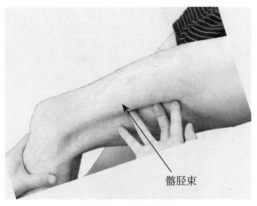

图 9-14　髂胫束 5

二、股四头肌

【部位介绍】股四头肌是全身体积最大的肌肉，在大腿前下方，膝关节的上方，由股直肌、股内侧肌、股外侧肌、股中间肌组成。股直肌位于大腿前面，起自髂前下棘；股内侧肌和股外侧肌分别起自股骨粗线内外侧唇；股中间肌位于股直肌的深面，起自股骨体前面。四个头向下形成一个腱，包绕髌骨的前面和两侧面，向下延续为髌韧带，止于胫骨粗隆。

股四头肌的作用是伸膝关节，其中股直肌还可屈髋关节。

【体表定位】股四头肌中三块肌肉明显隆起显而易见。在髌骨直上方，大腿前面正中观察到的呈纺锤形隆起为股直肌，下端直接延续为股四头肌肌腱，可摸到其扁腱附着于髌骨底；在膝关节的内上方可以见到股内侧肌的隆起，它位于股直肌与缝匠肌的下段之间，比股外侧肌稍延伸向远侧；由髌骨外缘向上直至股骨干中部有一浅沟，作为股直肌与股外侧肌的分界线；股外侧肌呈梭状的隆起位于阔筋膜张肌和髂胫束的内侧。（图 9-15~23）

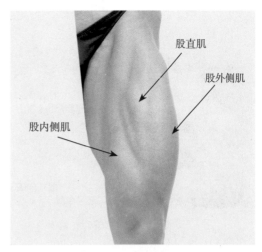

图 9-15　股四头肌 1

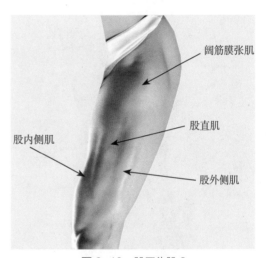

图 9-16　股四头肌 2

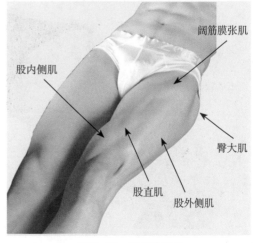

图 9-17　股四头肌 3

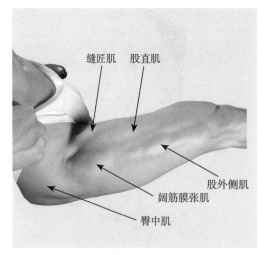

图 9-18 股四头肌 4

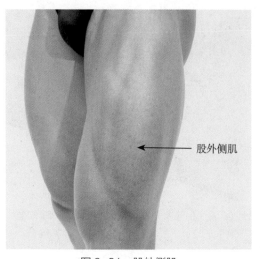

图 9-21 股外侧肌

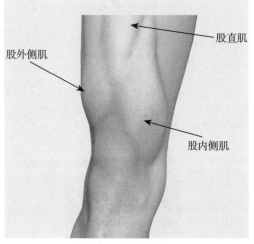

图 9-19 股四头肌 5

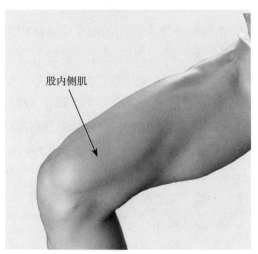

图 9-22 股内侧肌

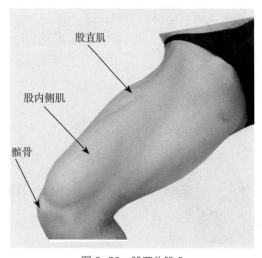

图 9-20 股四头肌 6

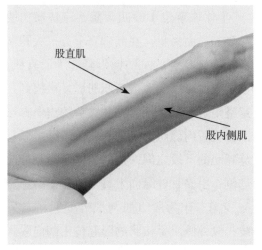

图 9-23 股直肌

三、耻骨肌

【部位介绍】耻骨肌为长方形的短肌，位于大腿上部前面的皮下，髂腰肌的内侧，长收肌的外侧，其深面紧贴短收肌和闭孔外肌。耻骨肌起自耻骨梳和耻骨上支，肌束斜向后下外方，绕过股骨颈向后，借扁腱止于股骨小转子以下的耻骨肌线。

耻骨肌收缩，使大腿屈曲、内收和旋外。

【体表定位】被检查者取仰卧位，屈髋、屈膝，检查者轻轻施加压力对抗髋内收，在大腿近端出现一个三角形凹陷（其底在上部），耻骨肌即在三角形的底上。（图 9-24）

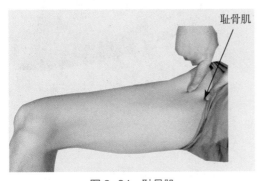

图 9-24　耻骨肌

四、股薄肌

【部位介绍】股薄肌位于大腿的最内侧，属于大腿的内收肌群之一。起点在于内收肌群的最浅层，上部薄、宽、扁平，下部窄，呈锥形，以腱膜结构起自耻骨体的下方、耻骨下支及邻近的坐骨支。止点形成圆形腱性结构，走行于缝匠肌后方股骨髁的内侧；变扁平绕过胫骨内髁，止于胫骨粗隆内侧，半腱肌的近端、上边缘被缝匠肌肌腱覆盖。

股薄肌的作用是近固定时，使大腿内收和屈曲，还使小腿屈曲和内旋。远固定时，可使骨盆前倾。

【体表定位】被检查者仰卧，展髋、屈膝。并让被检查者完成膝关节内旋和等长屈曲（对着检查台并朝向臀推足跟），触诊手指勾住胫骨内侧缘，中指对着股薄肌肌腱，无名指对着半腱肌。半膜肌呈现在大腿远端股薄肌和半腱肌之间。

被检查者仰卧，检查者右手支持被检查者的下肢并使髋外展，要求被检查者对抗阻力内收髋关节，在大腿内侧面即可触及收缩的股薄肌。（图 9-25~31）

五、长收肌

【部位介绍】长收肌位于大腿的内侧，起点为耻骨联合和耻骨嵴，下方止点至股骨粗线内侧缘中 1/3，具有收髋等功能。

【体表定位】被检查者屈膝，髋关节水平外展。检查者可用手握大腿内侧面对抗被检查者水平内收的阻力，即可清楚见到该肌。（图 9-25~31）

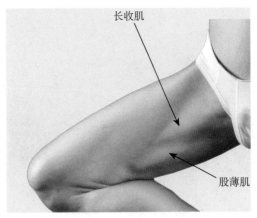

图 9-25　长收肌与股薄肌

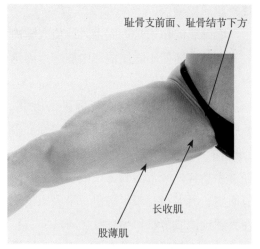

耻骨支前面、耻骨结节下方

长收肌

股薄肌

图 9-26 长收肌

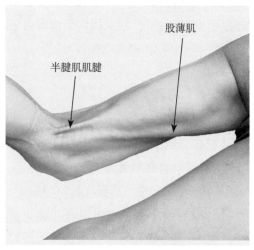

半腱肌肌腱

股薄肌

图 9-27 半腱肌与股薄肌

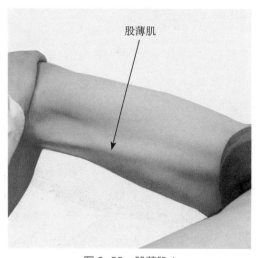

股薄肌

图 9-28 股薄肌 1

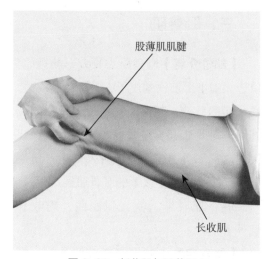

股薄肌肌腱

长收肌

图 9-29 长收肌与股薄肌 2

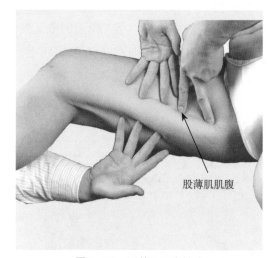

股薄肌肌腹

图 9-30 股薄肌肌腹触诊

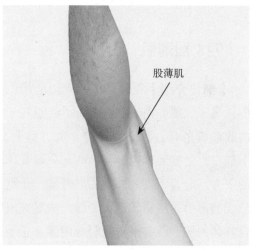

股薄肌

图 9-31 股薄肌 2

六、半腱肌

【部位介绍】半腱肌在股二头肌的内侧，肌腱圆细而长，几乎占肌的一半，起于坐骨结节，肌束向下逐渐集中移行于长腱，该腱经过股骨内侧髁后面，在股薄肌和缝匠肌的肌腱深面及下方，止于胫骨粗隆上端的内侧。

半腱肌的作用是伸髋屈膝、使小腿旋内。

【体表定位】被检查者仰卧屈膝，检查者右手手指紧握胫骨内侧缘，中指勾住半腱肌肌腱。半腱肌肌腱位于股薄肌肌腱的后方。

被检查者仰卧位，检查者左手斜靠足的内侧面握住足跟，以对抗膝关节的屈曲和内旋，右手即可在大腿后面中部触及半腱肌的收缩。在大腿后面，半腱肌位于股二头肌内侧、半膜肌之后。(图 9-32~39)

七、半膜肌

【部位介绍】半膜肌位于半腱肌深面且靠内，以扁薄的腱膜起自坐骨结节，其腱膜几乎占肌长的一半，止于腘斜韧带、胫骨下缘和腘肌筋膜。半膜肌腱粗而圆钝。

半膜肌的作用是伸髋屈膝、使小腿旋内。

【体表定位】被检查者仰卧屈膝，检查者用右手使小腿外旋，在胫骨内侧髁处，触摸到的大而圆的条索结构即是半膜肌肌腱远端。或者让被检查者屈膝并外旋，同时对抗一些阻力，也可很好地触诊半膜肌肌腱。(图 9-32~39)

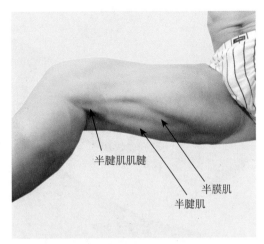

图 9-32　半腱肌和半膜肌 1

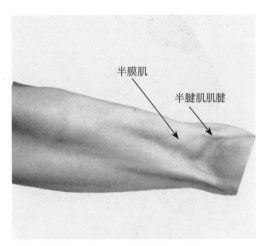

图 9-33　半腱肌和半膜肌 2

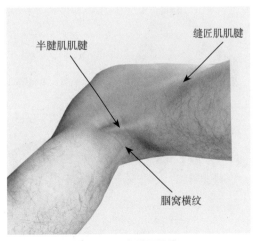

图 9-34　半腱肌肌腱 1

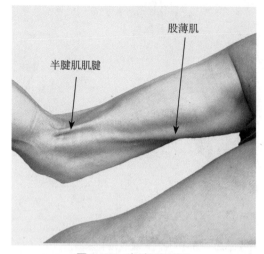

图 9-35　半腱肌肌腱 2

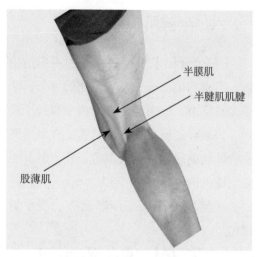

图 9-38　半腱肌和半膜肌 5

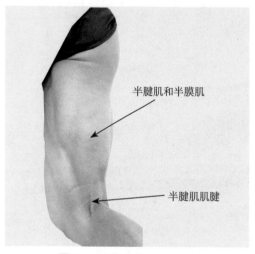

图 9-36　半腱肌和半膜肌 3

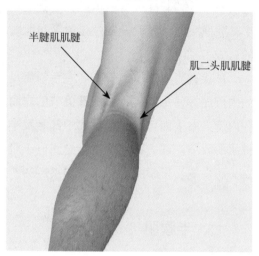

图 9-39　半腱肌肌腱 3

八、股二头肌

【部位介绍】股二头肌位于大腿后侧，有长短两个头。长头起自坐骨结节上部下内方的压迹处；短头起自股骨粗线的外侧唇下方的外侧肌间隔处，二者在下端合并为一条肌腱，抵止于腓骨小头处。

股二头肌的作用是伸髋屈膝，并使小腿轻微旋外。

【体表定位】被检查者仰卧屈膝，检

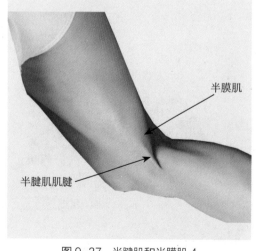

图 9-37　半腱肌和半膜肌 4

查者左手托住足跟，阻止膝屈曲，同时用右前臂对抗膝内旋。检查者右手示指可触诊到膝关节外侧面上的股二头肌肌腱。

被检查者俯卧位，检查者右手握持足跟、朝向足外侧缘以便阻止膝关节屈曲和外旋。在大腿后面，可见到股二头肌的长头和短头汇集成外侧腘绳肌。（图9-40~46）

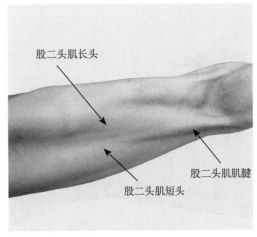

图 9-42 股二头肌 3

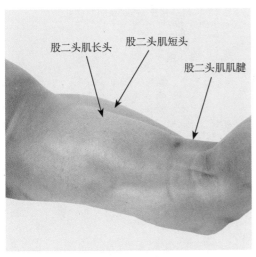

图 9-40 股二头肌 1

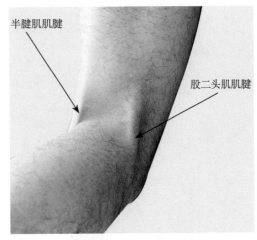

图 9-43 股二头肌肌腱 1

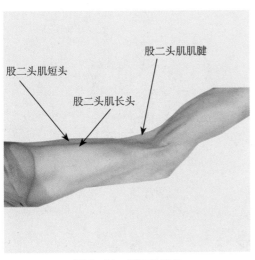

图 9-41 股二头肌 2

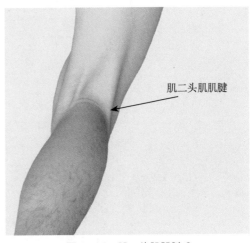

图 9-44 股二头肌肌腱 2

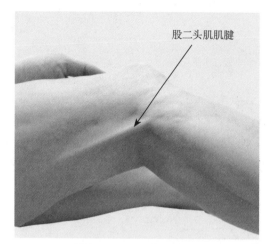

图 9-45 股二头肌肌腱 3

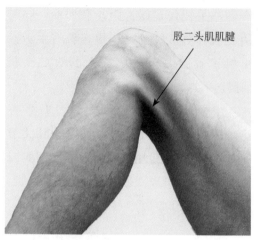

图 9-46 股二头肌肌腱 4

第十章

膝　部

整体观

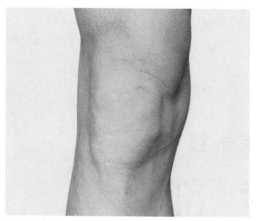

图 10-1　膝关节伸直位前面整体观

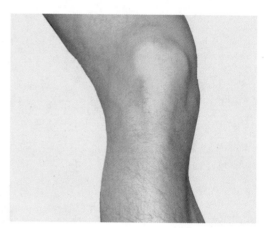

图 10-2　膝关节屈曲位前面整体观

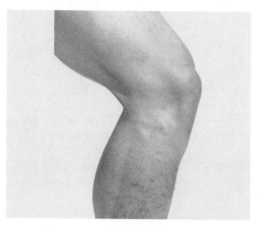

图 10-3　膝关节外侧面整体观

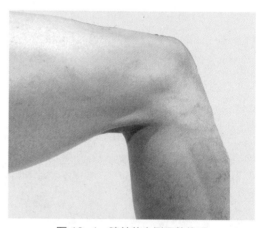

图 10-4　膝关节内侧面整体观

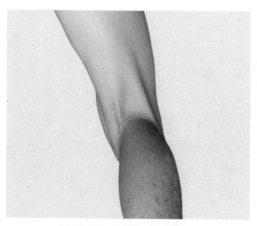

图 10-5　膝关节后面整体观

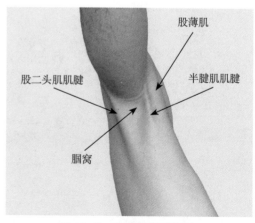

图 10-6　膝关节（后面观）

第一节 骨性标志

一、髌骨

【部位介绍】髌骨是人体内最大的籽骨，为三角形的扁平骨，位于膝关节前方皮下，股四头肌肌腱扩展部内。髌骨被包绕于股四头肌肌腱当中，上方是股四头肌肌腱，下方是髌韧带，两侧分别是髌内外侧支持带，前面粗糙，后面为光滑的关节面。

【体表定位】被检查者取仰卧位或坐位，髌骨表面界线分明，底朝上为髌底，尖向下，可摸清其上方的髌底和下方的髌尖。当股四头肌松弛时，髌骨可上下左右活动；当股四头肌收缩时，髌骨可随之向上下移动，且较固定。（图 10-7）

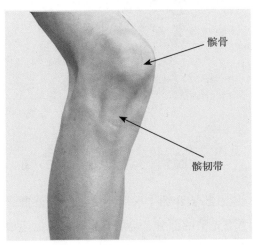

图 10-7 髌骨

二、股骨髌上窝

【部位介绍】股骨髌上窝位于股骨下端前股骨髁的上方，呈正三角形。伸膝时，在髌骨上方。

【体表定位】仰卧位，膝关节完全屈曲，髌骨底骨缘上方凹陷处即是。触诊可摸到水平位的髌骨底骨面和股骨内外侧髁前方骨隆起，通过三者围成的凹陷可触及弧形平展的骨面。（图 10-8）

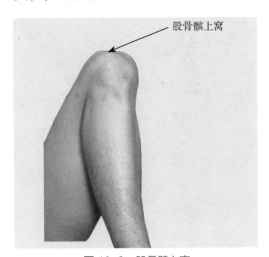

图 10-8 股骨髌上窝

三、髌骨底

【部位介绍】髌骨为倒立的三角形，上面的边为底。

【体表定位】被检查者取仰卧位或坐位，膝关节屈曲90°，从前面看，髌骨底并非直线，而是两端略高中间略凸的正弦弧线。前方较宽厚，后方有尖，似呈三角形。下肢伸直放松，触摸时，前方似一斜面，髌骨底线若圆弧形，推之可移动。（图 10-9）

四、髌骨前面

【部位介绍】髌骨前面有动静脉血管穿过，覆盖有股四头肌肌腱纤维，皮下有滑囊即髌骨下滑囊。骨骼表面略显粗糙。

【体表定位】被检查者膝关节屈曲90°，从前面观，髌骨前面若心型突出于其关节，圆润饱满。检查者触诊，滑动皮肤，可感知骨面粗糙，凸凹不平。（图10-9）

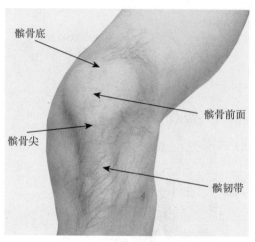

髌骨底
髌骨前面
髌骨尖
髌韧带

图 10-9 髌骨前面

五、髌骨尖

【部位介绍】髌骨下尖端，称为髌骨尖。有髌韧带附着，深面有"髌骨粗面"附着有髌下脂肪垫。

【体表定位】被检查者下肢伸直平放，由上观之，髌骨尖在髌骨的下端尖而圆，尖部指向下；或屈曲膝关节90°，由前观之，髌骨尖被绷紧的竖条状的髌韧带遮挡，看不到边缘。检查者触诊，可触及髌骨尖上面宽厚，下面尖薄锐利，由上而下似一斜坡。（图10-9）

六、髌骨外缘

【部位介绍】髌骨内、外侧缘分别附着有髌骨内外侧支持带，维持髌骨左右拉力平衡。

【体表定位】被检查者下肢伸直或膝关节屈曲90°，髌骨内外两侧的边缘呈外凸的弧形，内下方和外下方分别是拇指指腹大小的内外膝眼。检查者由外而内触摸内缘处，外高内低呈斜坡状，边缘自上而下硬韧呈弧状略向内凸；由内外而外触摸外缘处，内高外低呈斜坡形，边缘硬韧略向外凸。

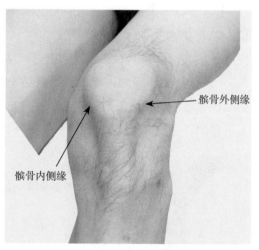

髌骨外侧缘
髌骨内侧缘

图 10-10 髌骨外缘

七、股骨内、外侧髁关节面

【部位介绍】股骨下端内髁、外髁骨下方光洁的部分，与胫骨上端关节面组成胫骨关节。

【体表定位】被检查者取仰卧位，屈膝90°，检查者双手拇指腹分放于髌韧带两侧胫骨关节的凹陷中，向上推按，可触及股骨内外侧髁关节面，光滑坚硬如球

形，内侧髁关节面更为典型。若摸不清，可以增加膝关节屈曲度。（图 10-11）

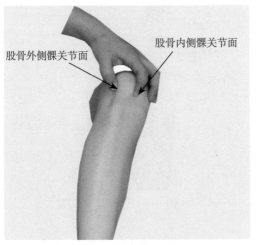

图 10-11 股骨内、外侧髁关节面

八、胫骨平台

【部位介绍】胫骨近端宽厚称为胫骨髁，断面为三角形。其上面又成胫骨平台，在胫骨内外侧髁之间，内外髁尖嵴之前，骨面向后倾斜约 20°。

【体表定位】屈膝 90°，检查者将双手拇指腹尖压到髌韧带下端，向下滑动触摸，可触及胫骨平台骨面；向两侧滑动，可触及股胫关节之胫骨内、外侧胫骨平台。（图 10-12、13）

九、胫骨粗隆

【部位介绍】胫骨粗隆为胫骨内外侧髁间前下方的骨性隆起，向下续于胫骨前缘，是髌韧带的附着处。

【体表定位】被检查者取坐位或者卧位。胫骨粗隆位于胫骨上端与体相接处的前方，为粗糙的三角形骨性隆起，在膝关节的前下方可清楚地观察到，顺着髌韧带向下很容易触及。（图 10-12、13）

十、股骨内、外侧髁

【部位介绍】股骨下端为两个膨大的隆起，向后方卷曲，分别叫作股骨内侧髁和股骨外侧髁。两髁的下面和后面都有关节面与胫骨上端相关节，前面的光滑关节面接髌骨，称为髌面。在后方，两髁之间有一深凹陷，叫作髁间窝。

【体表定位】被检查者取坐位或者仰卧位，股骨的下端膨大，形成内、外侧髁，两髁几乎全部位于皮下，外侧髁较内侧髁更为显著，于膝关节的内上方和外上方均易触及。在内侧髁的内侧面及外侧髁的外侧面均有一粗糙的凸隆，称为内上髁与外上髁。内上髁较大，为膝关节胫侧副韧带附着部，内上髁的顶部有一三角形的小结节，为收肌结节，有大收肌腱附着。用指尖沿股部的内侧缘向下，首先摸到的骨性隆起即是收肌结节。外上髁较小，有膝关节腓侧副韧带附着。（图 10-12~16）

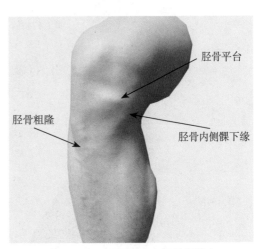

图 10-12 胫骨平台、胫骨粗隆 1

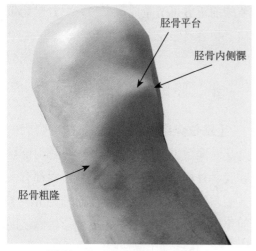

图 10-13　胫骨粗隆、胫骨平台 2

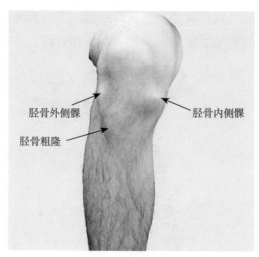

图 10-16　胫骨内、外侧髁

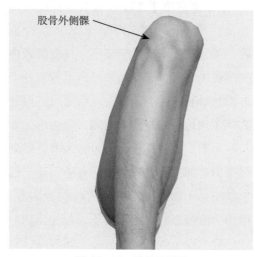

图 10-14　股骨外侧髁

十一、股骨收肌结节

【部位介绍】股骨内侧髁内的一个骨隆起，有大收肌肌腱附着，位于股四头肌内侧头内侧。

【体表定位】被检查者取仰卧截石位，大腿外展时，大收肌腱绷紧，股骨收肌结节位于丰隆的股四头肌内侧头内下缘凹陷处上缘。触诊时，可先触摸拉紧的大收肌肌腱，沿着肌腱向远端移动，可触摸到一骨性突起即股骨收肌结节。（图 10-17）

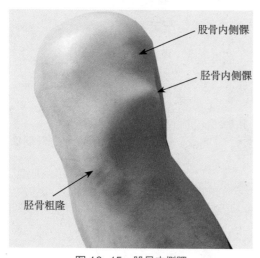

图 10-15　股骨内侧髁

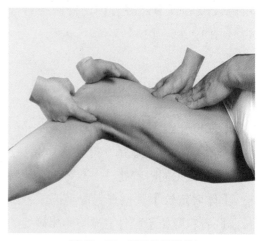

图 10-17　股骨收肌结节

十二、胫骨内侧缘上部

【部位介绍】胫骨内侧缘上部附着有内侧副韧带的下端和鹅足（半腱肌、半膜肌、缝匠肌）及其滑囊，是十分显著的骨性标志。

【体表定位】屈膝90°，胫骨内侧平台骨边缘之下一横指，向内侧隆起上宽下窄斜坡形的骨骼即是。膝关节伸直，在胫骨内髁下缘有丰满的条状肌束由上而下经过，即鹅足肌，检查者手指沿着肌束下行到止点摸到的胫骨内侧边缘即是胫骨内侧缘上部。

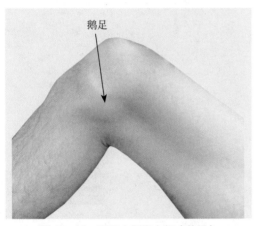

图 10-18　胫骨内侧缘上部（鹅足）

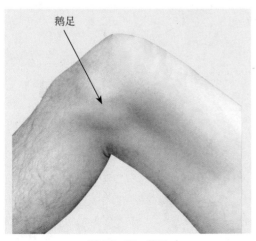

图 10-19　鹅足

十三、胫骨内侧髁下缘

【部位介绍】胫骨内侧髁与胫骨内侧缘交界处，略向上的骨骼隆起部分即是。

【体表定位】膝关节屈曲，胫骨内侧髁下缘为膝关节内侧胫骨平台下方骨隆起的下部边缘。检查者首先摸到胫骨内侧缘，向上滑动按压到胫骨上端有一骨性凹窝，向上推顶向内突起的骨骼即是胫骨内髁下缘。（图10-20）

十四、胫骨外侧髁结节

【部位介绍】胫骨外侧髁结节位于胫骨平台外侧面下方，胫骨粗隆外侧，是膝关节下外部最显著的解剖结构。

【体表定位】膝关节屈曲90°，外侧股胫关节间隙形成的凹陷处即外膝眼下方，腓骨小头顶端隆起处之前上方，胫骨粗隆突起处外上侧，有一小的椭圆形骨性隆起。触摸之，硬韧粗大，是一个约中指指腹大小的骨隆起，结节四周骨面呈斜坡下降，在皮肤上滑动按压，骨面略显粗糙。（图10-21、22）

十五、胫骨斜嵴

【部位介绍】胫骨斜嵴是从胫骨外侧髁结节和胫骨粗隆外侧缘伸出的一个骨嵴，斜向前下方。

【体表定位】屈膝90°，胫骨外侧髁结节隆起内侧下方，胫骨粗隆突起之外侧缘外上方，髌韧带下端外侧边缘隆起处外下方，自上外而斜下的一条窄窄的骨隆起即是胫骨斜嵴。自胫骨外侧髁结节骨面斜向内即胫骨粗隆方向触摸，可感知一条骨嵴，触之，垂直拨动，骨嵴上宽圆润下窄陡峭。（图10-22）

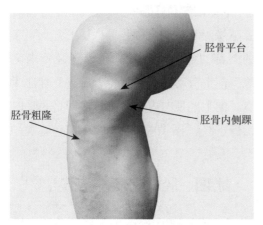

图 10-20　胫骨内侧髁下缘

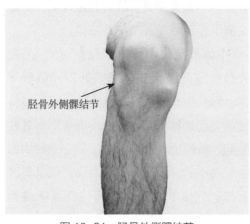

图 10-21　胫骨外侧髁结节

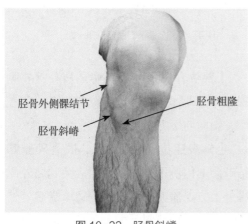

图 10-22　胫骨斜嵴

十六、腓骨头

【部位介绍】腓骨头为腓骨上端的锥形膨大，又称腓骨小头。腓骨头的顶部呈结节状称腓骨头尖，有股二头肌腱及腓侧副韧带附着。

【体表定位】被检查者取坐位或者仰卧位，腓骨头位于胫骨外侧髁后外稍下方，与胫骨粗隆在同一平面上，当膝关节屈曲时，可在膝关节的外侧下方看见腓骨头形成的隆起。（图10-23~25）

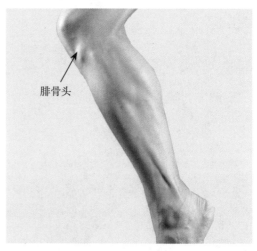

图 10-23　腓骨头 1

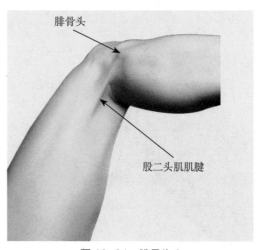

图 10-24　腓骨头 2

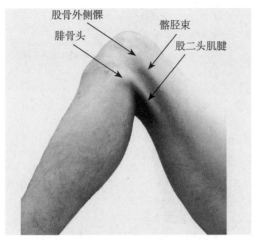

股骨外侧髁　髂胫束
腓骨头　　　股二头肌腱

图 10-25　腓骨头 3

第二节　韧带及其他标志

一、髌韧带

【部位介绍】髌韧带位于膝关节前部，为股四头肌肌腱的延续部分，附着于髌骨底及两侧缘，上方起自髌骨尖和髌关节面的下方，向下止于胫骨粗隆及胫骨前嵴的上部，长约 8cm。髌韧带与关节囊的滑膜之间，有膝脂体。（图 10-26~28）

【体表定位】股四头肌用力时，髌韧带被拉紧，此时容易在髌尖和胫骨粗隆之间触及。髌韧带厚而坚韧，全长均可触及。

二、髌骨内、外侧支持带

【部位介绍】髌骨内、外侧支持带为强韧的支持组织，位于髌骨及髌韧带两侧，与股四头肌和髌韧带共同组成伸膝装置。髌骨内、外侧支持带起于股四头肌肌腱的内、外侧纤维，向下止于胫骨上端内面，内附着于髌骨侧缘前面，外侧纤维与外侧副韧带相连。髌骨内、外侧支持带分为浅深两层，浅层纤维束垂直，连接股四头肌与胫骨；深层纤维束水平，从髌骨侧缘连到股骨内外上髁，又称为髌股韧带。另外，髌外侧支持带还与髂胫束和膝深筋膜交织，髌内侧支持带与半膜肌、缝匠肌和膝深筋膜相连，使膝关节的稳定性得到进一步的加强。（图 10-29）

【体表定位】嘱被检查者充分伸膝、股四头肌松弛，将髌骨向外推，使髌外侧支持带处于紧张状态，髌外侧支持带可在垂直于其径路的平面上触诊到；向外牵引髌骨时，髌内侧支持带突起，髌内侧支持带可横向触诊。

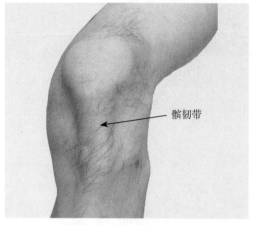

图 10-26　髌韧带 1

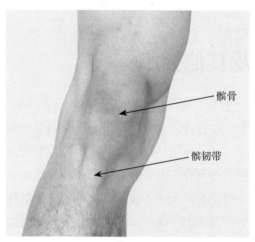

图 10-27　髌韧带 2

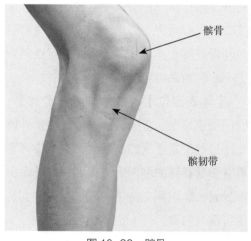

图 10-28　髌骨

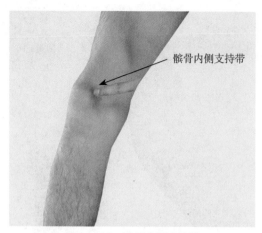

图 10-29　髌骨内侧支持带

三、膝关节外侧副韧带

【部位介绍】膝关节外侧副韧带呈圆索状，起自股骨外上髁，止于腓骨头尖部的稍前方，故又称为腓侧副韧带。此韧带与其浅面的股二头肌肌腱和髂胫束有加强和保护膝关节外侧部的作用。屈膝时该韧带松弛，伸膝时韧带紧张。（图 10-30、31）

【体表定位】膝关节屈曲位时，在股二头肌腱前方摸到一条索样结构即是。当屈膝及小腿旋外时，膝关节外侧副韧带松弛，因此容易摸到。反之，膝关节外侧副韧带紧张，则不易摸清。

四、膝关节内侧副韧带

【部位介绍】膝关节内侧副韧带位于膝关节的内侧，又名胫侧副韧带。韧带扁宽呈带状，起自股骨收肌结节下方，止于胫骨内侧髁内侧，其前部纤维较直，并与关节囊壁分离，其间有疏松结缔组织和滑液囊，半膜肌腱在该韧带与胫骨之间扩展，而膝中下血管在此扩展部与韧带间穿

行。其后部纤维向下、后方斜行，至内侧半月板水平斜向前方止于胫骨。（图10-32）

【体表定位】韧带上方起自股骨内上髁收肌结节处，向下止于胫骨内侧髁的内侧面。在膝关节半屈曲位时可于膝关节内侧皮下触及该韧带。

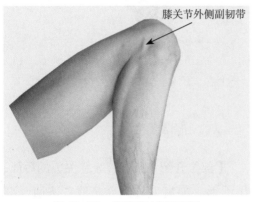

图10-30　膝关节外侧副韧带

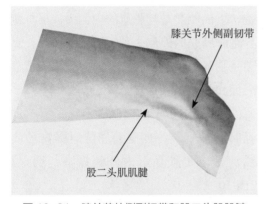

图10-31　膝关节外侧副韧带和股二头肌肌腱

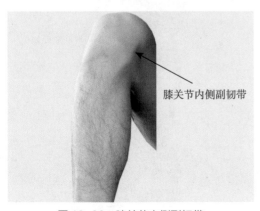

图10-32　膝关节内侧副韧带

五、髌下深囊

【部位介绍】髌骨下方有三个囊，髌下皮下囊、胫骨结节皮下囊、髌下深囊，统称髌下滑囊。髌下深囊又称髌韧带下囊，在髌韧带下段深面，髌下脂肪垫下缘与胫骨上端前面之间，是固有滑囊，胎儿时期即有。对髌韧带下段与胫骨之间的滑动起润滑作用。（图10-33）

【体表定位】下肢伸直放松，胫骨粗隆上方皮肤皱褶处，手指触摸到胫骨粗隆骨面后向上滑动，可感知皮带宽厚的髌韧带下段，仔细触摸髌韧带下，胫骨前缘光滑的骨面浅层，有一柔软的弹性小囊即是。病理情况下，该处肿胀，甚至在髌韧带下段两侧有软组织隆起，即髌下滑囊。

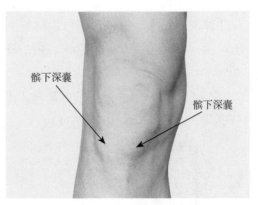

图10-33　髌下深囊

六、膝眼

【部位介绍】膝眼位于髌骨下方，是髌韧带两侧与股骨和胫骨内、外侧髁所构成的凹陷，分别称为内、外膝眼。（图10-34）

【体表定位】双侧膝眼在屈膝90°髌

韧带拉紧时较为明显，用手指触之有空虚感，为膝关节的间隙。

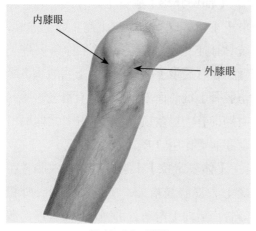

图 10-34　膝眼

七、髌旁沟

【部位介绍】髌旁沟是髌骨与股骨内、外侧髁之间的两条纵行的凹陷。

【体表定位】在股四头肌收缩时特别明显。被动伸膝使股直肌松弛时，内、外侧髌旁沟与髌骨上缘的横行沟共同呈马蹄形，围于髌骨四周。在膝关节肿胀时，此马蹄形沟可消失。（图 10-35、36）

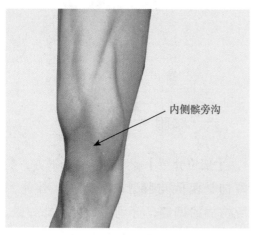

图 10-35　内侧髌旁沟

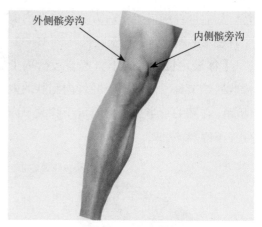

图 10-36　髌旁沟

八、腘窝

【部位介绍】腘窝位于膝关节的后面，呈菱形。腘窝上外侧界是股二头肌及其肌腱，上内侧界是半膜肌和半腱肌及其肌腱，下内侧界是腓肠肌的内侧头，下外侧界是腓肠肌的外侧头和不恒定的跖肌，窝顶是腘筋膜，窝底为股骨腘面、膝关节囊后面和腘肌等。

【体表定位】腘窝膝关节正后方，伸膝时腘窝界线不明显，屈膝时腘窝的界线清楚，尤其是上内外侧界特别明显。（图 10-37、38）

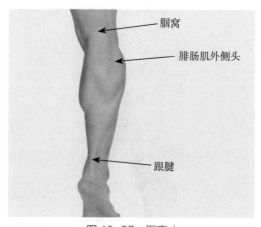

图 10-37　腘窝 1

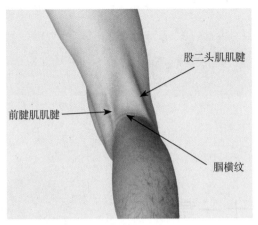

股二头肌肌腱

前腱肌肌腱

腘横纹

图 10-38　腘窝 2

第十一章

小 腿

整体观

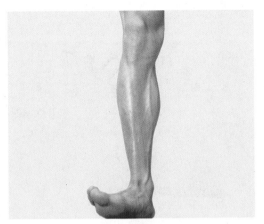

图 11-1 小腿前面整体观

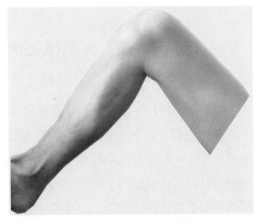

图 11-2 小腿内侧面整体观

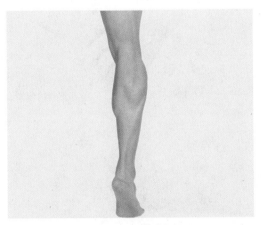

图 11-3 小腿后面整体观

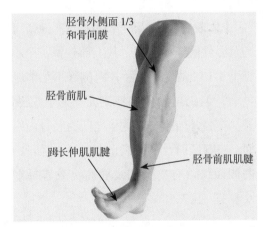

胫骨外侧面 1/3
和骨间膜

胫骨前肌

跛长伸肌肌腱

胫骨前肌肌腱

图 11-4 小腿前面整体观

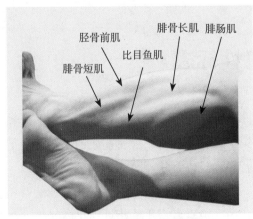

胫骨前肌

腓骨长肌 腓肠肌

比目鱼肌

腓骨短肌

图 11-5 小腿外侧面整体观

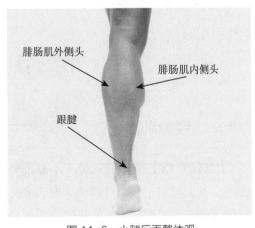

腓肠肌外侧头

腓肠肌内侧头

跟腱

图 11-6 小腿后面整体观

第一节 骨性标志

一、胫骨前缘、内侧缘和内侧面

【部位介绍】胫骨前缘自胫骨粗隆向下延伸至内踝，上 3/4 呈鱼骨状，称为胫骨嵴；下 1/4 朝向内踝隆起而变圆。胫骨内侧缘自胫骨内侧髁向下延伸至内踝。胫骨内侧面平滑，位于皮下，鹅足肌附着于胫骨粗隆处胫骨内侧面，该面居胫骨前缘和内侧缘之间。

【体表定位】从胫骨粗隆向下触摸可扪及胫骨前缘或前嵴，其上部较锐，至小腿下 1/3 段则变钝。胫骨内侧缘不如前缘显著，但仍可触及，特别是下段比较明显。在胫骨前缘与内侧缘之间为胫骨内侧面，自缝匠肌及半腱肌止点以下，胫骨的内侧面仅盖有皮肤和浅筋膜，故容易触及。（图 11-7、8）

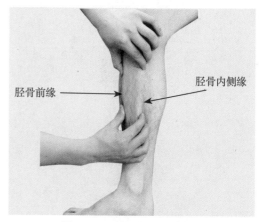

图 11-7 胫骨前缘和内侧缘

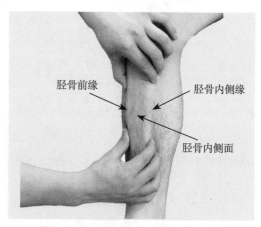

图 11-8 胫骨前缘、内侧面、内侧缘

第二节 肌性标志

一、胫骨前肌

【部位介绍】胫骨前肌位于小腿前外侧的皮下，紧贴于胫骨外侧面，起自胫骨外侧面的上 2/3 及其邻近的小腿骨间膜和小腿深筋膜深面，止于第 1 楔骨内侧面和第 1 跖骨基底部。胫骨前肌的作用是使足背屈和足内翻。（图 11-9~13）

【体表定位】被检查者足内收、旋后和背屈，检查者右手手指握住足内侧缘，对抗胫骨前肌的活动，在内踝前方见到的最靠内的肌腱即是胫骨前肌肌腱，在胫骨前缘外侧亦可见到其肌腹，触之发紧变硬。

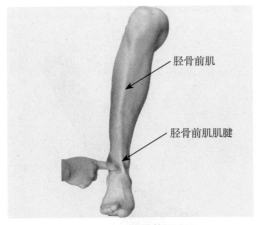

图 11-9　胫骨前肌 1

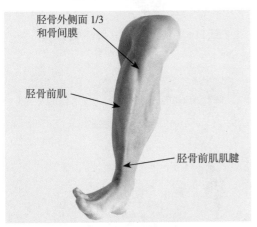

图 11-10　胫骨前肌 2

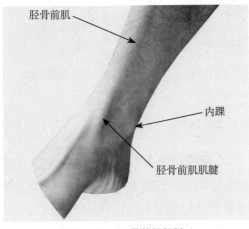

图 11-11　胫骨前肌肌腱 1

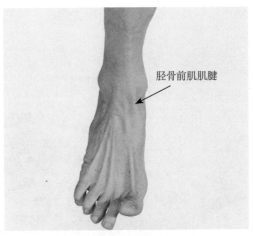

图 11-12　胫骨前肌肌腱 2

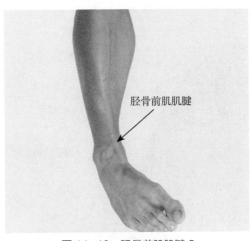

图 11-13　胫骨前肌肌腱 3

二、踇长伸肌

【部位介绍】踇长伸肌位于胫骨前肌和趾长伸肌之间，起于腓骨内侧面之下 2/3 及其邻近的骨间膜，向下移行于长腱，经十字韧带深面，止于踇趾末节趾骨基底部的背面。踇长伸肌的作用是伸踇趾，并使足背屈。（图 11-14、15）

【体表定位】被检查者踇趾充分背屈，检查者手拇指对着其足踇趾末节背侧施以阻力，试图使其跖屈，在踇趾背面可见踇长伸肌肌腱。在小腿远侧部，踇长伸肌腹位于胫骨前肌和趾长伸肌之间。

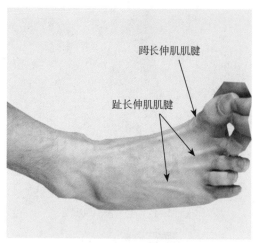

图 11-14　踇长伸肌肌腱

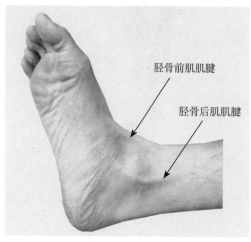

图 11-15　胫骨前肌肌腱、胫骨后肌肌腱

三、趾长伸肌

【部位介绍】趾长伸肌起自腓骨前面上 2/3 和邻近骨间膜、胫骨上端、前肌间隔及小腿深筋膜，在足部分为 4 支，止于外侧四趾，其中间束止于第 2 节趾骨底的背侧，两侧束止于第 3 趾骨底背侧。

趾长伸肌能伸第 2~5 趾及背屈足。

【体表定位】检查者右手放置于被检查者足趾背侧，以抵制足趾背屈，让被检

查者保持足背背屈、外展和内旋，在足背可见到呈放射状分布到 2~4 趾的趾长伸肌肌腱。趾长伸肌位于胫骨前肌与踇长伸肌之间。（图 11-16、17）

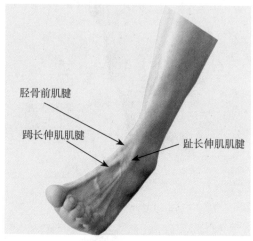

图 11-16　胫骨前肌、趾长伸肌肌腱、踇长伸肌肌腱

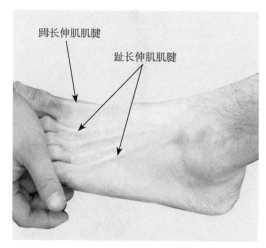

图 11-17　趾长伸肌肌腱、踇长伸肌肌腱

四、第 3 腓骨肌

【部位介绍】第 3 腓骨肌起于腓骨前面下 1/4，止于第 5 跖骨底的背侧面，能背屈及外翻足。（图 11-18）

【体表定位】让被检查者在无阻力下

足内翻，在趾长伸肌腱外侧面，可见像肌腱一样直至第5趾的第3腓骨肌。

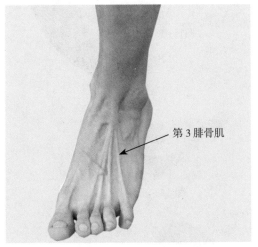

图 11-18　第 3 腓骨肌

五、腓骨长、短肌

【部位介绍】腓骨长肌起自腓骨头、腓骨外侧面上 2/3 和小腿深筋膜，腓骨短肌起于腓骨外侧面下 2/3 及前后肌间隔，在小腿中部腓骨长、短肌互相掩叠并移行为肌腱。腓骨长肌下行由足的外侧缘进入足底，止于第 1 楔骨内侧及第 1 跖骨底跖侧面的外侧，腓骨短肌止于第 5 跖骨底。（图 11-19~27）

【体表定位】被检查者足部跖屈外展，腓骨长肌肌腱绕经外踝后，从跟骨外侧面在腓骨结节后方通过，在骰骨的腓骨沟内进入足外侧缘。腓骨长肌肌腱位于小腿外侧面的下半段，紧贴腓骨短肌肌腹表面下行，在腓骨长肌肌腱的前后都可观察到腓骨短肌。被检查者俯卧位，足跖屈可在腓骨长肌肌腱后方触摸到腓骨短肌肌腹。

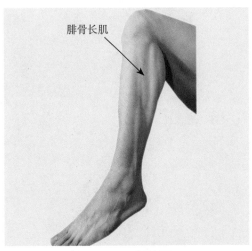

图 11-19　腓骨长肌 1

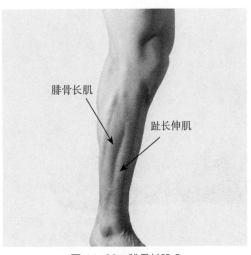

图 11-20　腓骨长肌 2

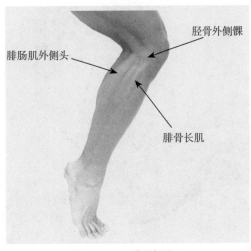

图 11-21　腓骨长肌 3

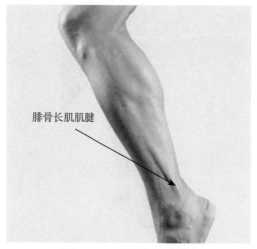

图 11-22　腓骨长肌肌腱 1

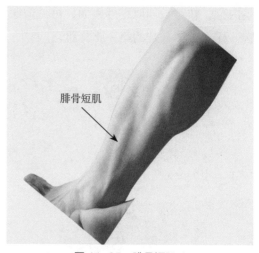

图 11-25　腓骨短肌 1

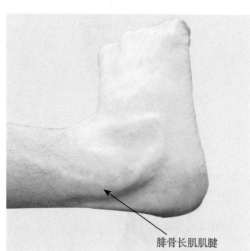

图 11-23　腓骨长肌肌腱 2

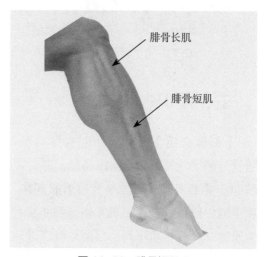

图 11-26　腓骨短肌 2

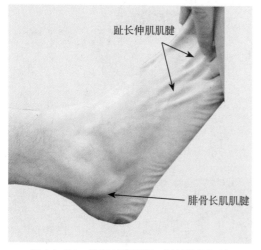

图 11-24　腓骨长肌肌腱、趾长伸肌肌腱

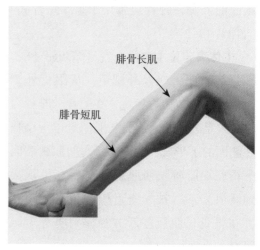

图 11-27　腓骨短肌 3

六、腓肠肌

【部位介绍】腓肠肌有内、外两头，内侧头起于股骨内侧髁上的三角形隆起，外侧头起于股骨外侧髁的压迹近侧端，在内、外侧头的深面各有一滑囊。腓肠肌内、外侧头在腘窝下角会合，又互相分开，在小腿后部中点相连为一扁宽的腱膜，向下与比目鱼肌肌腱融合为跟腱。腓肠肌的作用是屈膝关节，使足跖屈并稍使足内翻。（图11-28~31）

【体表定位】被检查者仰卧位，检查者右手紧握足跟，前臂斜对足底，用以对抗踝关节跖屈和膝关节屈曲，在小腿后部可明显见到腓肠肌轮廓，中间呈现一条纵行的浅沟标志着腓肠肌两头之间的区域，腓肠肌内侧头肌腹比外侧头靠下。在腘窝内侧部和外下缘处，可触及附着于股骨内、外侧髁关节囊增厚部分的腓肠肌内、外侧头。反复收缩和松弛腓肠肌有助于触诊。

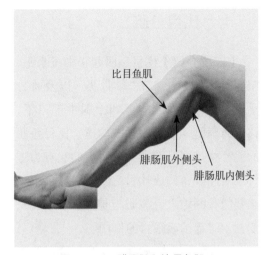

图 11-29 腓肠肌和比目鱼肌 1

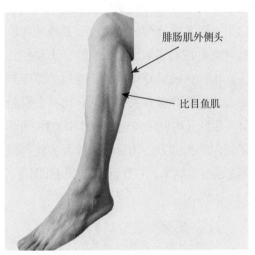

图 11-30 腓肠肌和比目鱼肌 2

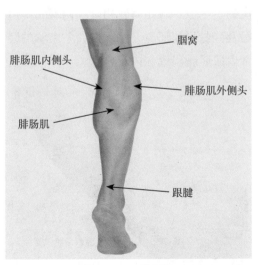

图 11-28 腓肠肌

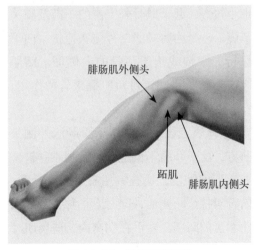

图 11-31 腓肠肌和跖肌

七、比目鱼肌

【部位介绍】比目鱼肌起于腘线水平，至胫骨内侧缘中 1/3、腓骨头，以及腓骨干上 1/3 的后面，向下到小腿中部以下，移行为扁腱，参与跟腱的构成。比目鱼肌的肌纤维排列呈双羽状，肌肉的起点为腱纤维所加强，构成比目鱼肌腱弓，横架于小腿的骨间隙上。该肌与腓肠肌、跖肌一起行走时起抬起跟骨的作用。

【体表定位】被检查者仰卧位，检查者右手握住足跟，同时以前臂对抗足跖面以阻止踝关节跖屈；当肌肉反复收缩和松弛时能更好地感知比目鱼肌腓骨头和胫骨头。比目鱼肌腓骨头沿腓骨走行，位于腓肠肌外侧头和腓骨长肌之间；比目鱼肌胫骨头沿胫骨内侧缘向上到胫骨中 1/3，居腓肠肌内侧头前方。比目鱼肌腓骨头比内侧面的胫骨头宽大，一直延伸到小腿外侧面。

八、跖肌

【部位介绍】跖肌有时缺如，肌腹呈细小梭形，起于股骨外上髁的下部及膝关节囊，一半为腓肠肌的外侧头掩护，向下移行为跟腱或止于跟骨的内侧面。跖肌起协助腓肠肌和比目鱼肌提跟骨的作用。（图 11-32）

【体表定位】跖肌位于腓肠肌外侧头前方，由于跖肌不恒定而触诊困难。被检查者取仰卧位，检查者用右手握住足跟，前臂对抗足跖侧面，同时阻止膝关节的屈曲和足的跖屈，左手在腘窝内，腓肠肌外侧头的内侧可触及跖肌。

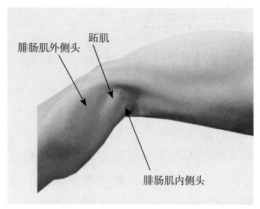

图 11-32 跖肌

九、胫骨后肌

【部位介绍】胫骨后肌位于小腿三头肌的深面，趾长屈肌与姆长屈肌之间。该肌起自小腿骨间膜上 2/3 及邻近的胫骨、腓骨骨面，肌束向下移行为长肌腱，经趾长屈肌的深面，进入内踝后的沟内。该肌腱分叉如指状，抵止于舟骨粗隆及 3 个楔骨的基底面。胫骨后肌的作用是使足跖屈和足内翻。（图 11-33）

【体表定位】检查者用左手对抗跖屈位的足内收，在足舟骨粗隆和内踝间即可触及胫骨后肌肌腱。在踝部，条索状的胫骨后肌肌腱出现在内踝后方。

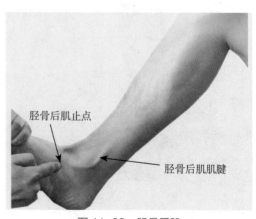

图 11-33 胫骨后肌

十、趾长屈肌

【部位介绍】趾长屈肌位于胫侧，起于胫骨体后面，长腱经内踝后方至足底，在足底分为4条腱，止于第2~5趾的远节趾骨底。趾长屈肌的作用是屈第2~5趾，并使足跖屈。（图11-34）

【体表定位】被检查者小腿外侧面平放，踝关节放松。在胫骨后肌后方内踝上大约10cm处，趾长屈肌形成一个肌弓，在弓的上方，趾长屈肌肌腹位于胫骨后肌内侧。当被检查者快速、连续地屈曲蹞趾时，检查者在内踝处胫骨后肌肌腱后方可触及趾长屈肌肌腹。

十一、蹞长屈肌

【部位介绍】蹞长屈肌位于腓侧，起自腓骨和小腿骨间膜的后面，肌腱经内踝后方至足底，与趾长屈肌肌腱交叉后，止于蹞趾远节趾骨底。蹞长屈肌的作用是屈蹞趾，并使足跖屈。（图11-35）

【体表定位】被检查者踝部处在自然位置，足平放或足跟外侧缘平放，检查者右手对蹞趾反复、快速的屈曲提供轻微的阻力。检查者左手紧握第1跖骨的跖面，即可触及条索状的蹞长屈肌的收缩；在内踝后沟内、趾长屈肌肌腱后方亦可触摸到蹞长屈肌。

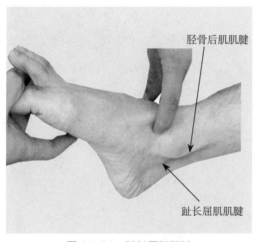

胫骨后肌肌腱

趾长屈肌肌腱

图11-34 趾长屈肌肌腱

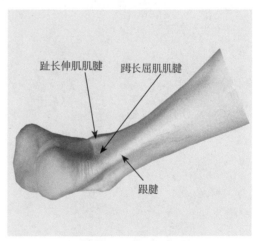

趾长伸肌肌腱　蹞长屈肌肌腱

跟腱

图11-35 蹞长屈肌肌腱

第十二章

踝和足

整体观

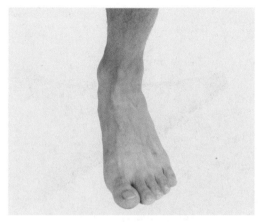

图 12-1　踝部前面整体观

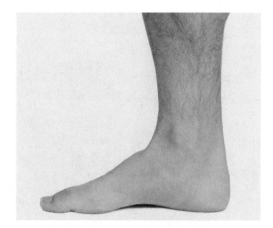

图 12-2　踝部内侧面整体观

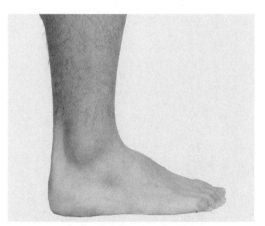

图 12-3　踝部外侧面整体观

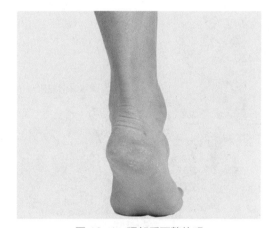

图 12-4　踝部后面整体观

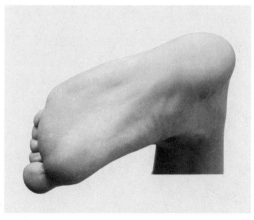

图 12-5　足底整体观

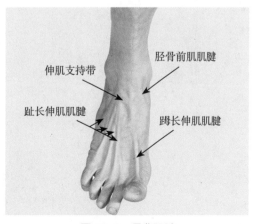

伸肌支持带　　　胫骨前肌肌腱
趾长伸肌肌腱　　　姆长伸肌肌腱

图 12-6　足背肌腱

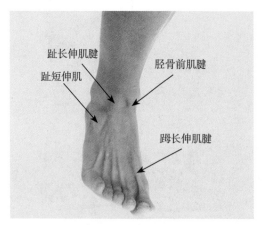

图 12-7　足前面整体观

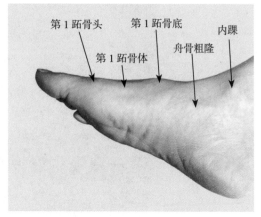

图 12-8　足内侧面（骨性标志）

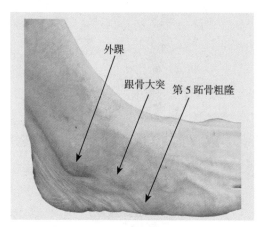

图 12-9　足外侧面

第一节　骨性标志

一、胫骨下端与内踝

【部位介绍】胫骨外观呈三棱柱形，下端逐渐扩大，呈四边形，其终末端称为平台，即胫骨远端关节面，与距骨相关节。其内侧面向下延伸，形成一坚硬的钝锥状骨突，称为内踝。(图 12-10)

【体表定位】检查者顺着胫骨的前缘和内侧面向下触摸直至踝部，可摸清胫骨的下端和内踝。由于胫骨的下端近似四方形，所以其前缘不如上部的胫骨前嵴明显，但胫骨的内缘却比上部容易摸清。内踝位于踝关节的内侧，是胫骨下端内侧骨质形成的一个粗大的隆起，容易观察和触及，是重要的骨性标志。

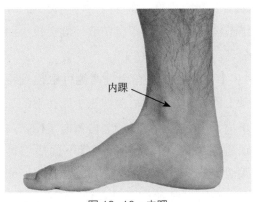

图 12-10　内踝

二、腓骨下端与外踝

【部位介绍】腓骨下端膨大为外踝，其内侧的关节面，与距骨形成关节。(图 12-11、12)

【体表定位】腓骨干上 3/4 部被肌肉包绕，故较难触及，而腓骨干的下 1/4 直至外踝位置表浅，容易摸清。外踝呈锥形，窄而长，比内踝小，外踝尖比内踝尖低约 1cm，且偏后约 1cm。

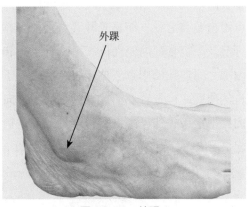

图 12-11　外踝 1

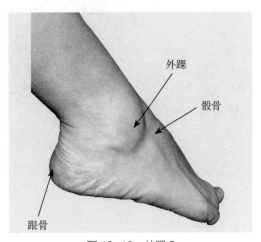

图 12-12　外踝 2

三、距骨

【部位介绍】位于胫骨、腓骨与跟骨之间，可分为头、颈及体三部。前部为距骨头，前面有关节面与舟骨相接。头后稍细部分为距骨颈。颈后较大的部分为距骨体，体上面及两侧面的上部均为关节面，称为距骨滑车，前宽后窄，与胫骨下关节面相关节。距骨体和头的下面，有前、中、后3个关节面，与跟骨上面的相应的面相关节。（图 12-13）

【体表定位】当足处于中立位时，紧靠内踝所摸到的骨性部分相当于距骨颈及距骨头的内侧面。当足跖屈时，距骨体前部可滑出关节之外，而显于踝关节之前，亦可触及。距骨颈内侧面位于足舟骨粗隆和内踝之间连线的中点。被检查者足先置于自然位置，检查者示指放在外踝前缘，向内向下轻推，即可触及距骨颈外侧面；抬起足前段并稍旋后，可使外侧面易于接近。

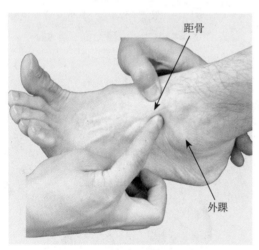

距骨

外踝

图 12-13　距骨

四、跟骨

【部位介绍】跟骨为足骨中最大者，位于距骨的下方，呈不规则长方形，前部窄小，后部宽大，形成足跟部的隆起。跟骨后部肥大的部分称为跟骨体，体的后端突出，称为跟骨结节。跟骨可分为上、下、前、后、内、外6个面。跟骨上面中部有卵圆形凸隆的后距关节面，跟骨上面的内侧，有一扁平的突起，称为载距突，其上面有凹陷的中距关节面，跟骨上面前侧的小关节面为前距关节面，后、中、前距关节面分别与距骨体下面的相应的面相关节。跟骨下面狭窄而粗糙，有足底长韧带及足底方肌的外侧头附着，前端为跟骰足底侧韧带的附着部。跟骨的内侧面凹陷，于载距突的下面，有自后上方向前下方经过的踇长屈肌腱沟。跟骨的外侧面宽广而平滑，前部有一结节，称为滑车突，突的后下侧有腓骨长肌肌腱沟。跟骨的前面呈方形有一鞍状关节面，称为骰骨关节面，与骰骨相关节。跟骨的后面凸隆，呈卵圆形，可分为三部，上部光滑；中部宽广而粗糙，为跟腱的附着部；下部斜向前下方，居于皮下。跟骨后面向下方移行于跟结节，结节的下面有内、外侧突，跟骨结节内侧突较大，跟骨结节外侧突较小而显著。（图 12-14~16）

【体表定位】在跟腱两侧可触摸到跟骨上面后段。跟骨后面像一个底在下的三角形，上部窄而光滑，下部宽而粗糙，为跟腱附着处。在足底的跟骨下面后段即跟骨结节，结节的下面有内侧突和外侧突。跟骨结节稍前方是跟骨下面前结节，亦可由距骨颈绕过足内侧缘向足底触及。跟骨载距突距内踝下约1横指。其上部支持着跟骨内侧关节面，即与距骨相关节。跟骨上面后外侧部位于距骨之后、跟腱的外侧。跟骨外侧面后部平坦而粗糙，几乎直接位于皮下。

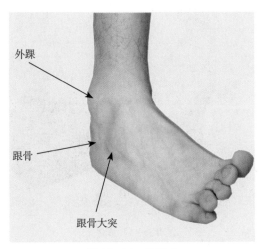

图 12-14　跟骨 1

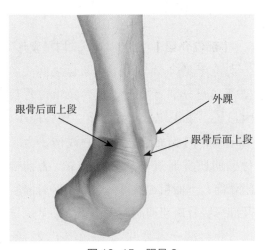

图 12-15　跟骨 2

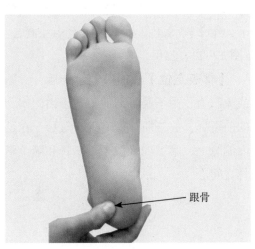

图 12-16　跟骨 3

五、足舟骨

【部位介绍】足舟骨呈舟形，位于距骨头与三块楔骨之间，分为上、下、内、外、前、后六面。前面凸隆，由两条微嵴分成 3 个关节面，分别与内侧、中间和外侧楔骨相关节；后面为卵圆形凹陷的关节面，接距骨头；上面粗糙而凸隆；下面粗糙而凹陷，为跟舟跖侧韧带附着处。在内侧面有一向下方的圆形粗隆，称为舟骨粗隆，其为胫骨后肌腱的附着部。外侧面粗糙，有时出现一个关节面，其与骰骨相关节。

【体表定位】被检查者足预先置于跖屈位，嘱其足内收，检查者从内踝沿着胫骨后肌肌腱向下即可触及足舟骨粗隆，一般可清晰见到此结构。（图 12-17~19）

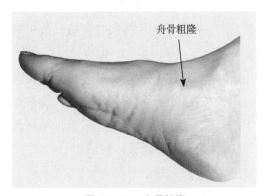

图 12-17　舟骨粗隆

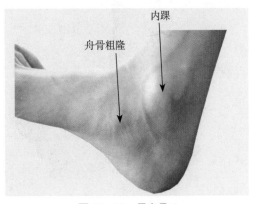

图 12-18　足舟骨 1

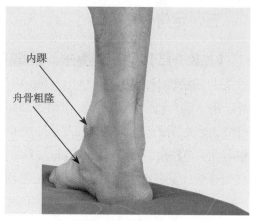

图 12-19　足舟骨 2

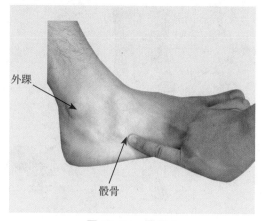

图 12-21　骰骨 2

六、骰骨

【部位介绍】骰骨呈不规则形，后面紧接跟骨，有跟骰关节面；前面与第 4、5 跖骨相接，内侧接第 3 楔骨与舟骨。骰骨的下面有一沟，有腓骨长肌肌腱通过，其后有一圆形隆起称为骰骨粗隆，位于跟骨平面以下。（图 12-20、21）

【体表定位】骰骨紧跟第 5 跖骨粗隆后面，一旦确定了第 5 跖骨茎突，检查者手指向后滑至足外侧缘的凹陷上，触到的骨嵴即是骰骨外侧缘，触诊时注意足部放松。

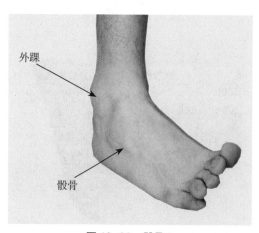

图 12-20　骰骨 1

七、楔骨

【部位介绍】楔骨有 3 个，均呈楔形，分别位于足舟骨与第 1~3 跖骨之间。各楔骨之间分别有关节形成。第 1 楔骨最大最长，第 3 楔骨次之，第 2 楔骨最小。第 1 楔骨内侧面粗糙，有一浅沟，为胫骨前肌肌腱通过；其上面狭窄，为韧带附着部；下面粗糙有腓骨长肌、胫骨前肌及部分胫骨后肌肌腱附着。第 2 跖骨底与楔骨相接部分较第 1、3 楔骨位于较后的平面，最为固定。各骨上下面的大小并非一致，第 1、3 楔骨的宽面朝上，窄面朝下，第 2 楔骨正好相反，三者相互嵌合。（图 12-22、23）

【体表定位】被检查者足旋后、背屈或无阻力，由于胫骨前肌附着于内侧楔骨的前下部，故该肌放松有助于触诊。在足内侧缘上，第 1 楔骨位于足舟骨和第 1 跖骨之间。

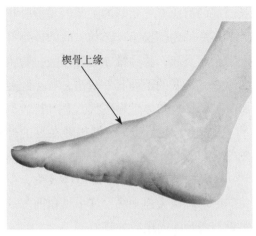

图 12-22　楔骨 1

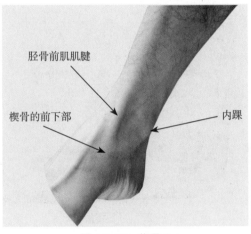

图 12-23　楔骨 2

八、跖骨

【部位介绍】跖骨为短管状骨，共有5个，位于跗骨与趾骨之间。各跖骨的后端都略膨大，呈楔形，称为跖骨底，其后面与跗骨相关节；两侧与相邻的跖骨相接；上下面均粗糙，皆为韧带的附着部。跖骨的前端，称为跖骨头，有凸隆的关节面，与第1趾骨底相关节。头的两侧微凹，周围呈结节状，为跖趾关节副韧带的附着部。头与体之间的部分，称为跖骨体。体的上面两端较窄，中部略宽；体的

内外两面均较上面宽广；该三个面皆有肌附着。

【体表定位】握紧全部脚趾使之跖屈，使各跖骨头充分突出，在足背部可清晰看到 1~5 跖骨头突出于皮下。

九、第 1 跖骨

【部位介绍】第1跖骨短而粗，底的后面有一鞍状关节面，与内侧楔骨相关节。底的下面有一粗隆，称为第1跖骨粗隆，为腓肠肌及部分胫骨前肌的附着部。底部的外侧，有时也可出现关节面，与第2跖骨底相关节。头的下面，左右各有一小关节面，与籽骨相接。体呈棱柱形，上面宽广而凸隆；下面凹陷；外侧面呈三角形。体的中部有滋养孔。（图 12-24~26）

【体表定位】第1跖骨底在第1楔骨的前方可触及，有部分的胫骨前肌肌腱附着。由此向前，沿足的内侧缘向前摸可触及第1跖骨的体；在跗趾根部可清楚地摸到第1跖骨头，有跗趾外翻者更为突出，同时在足内侧和足底部也可触及第1跖骨底部。

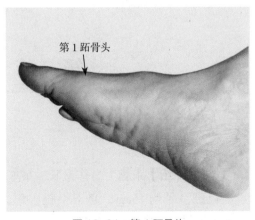

图 12-24　第 1 跖骨头

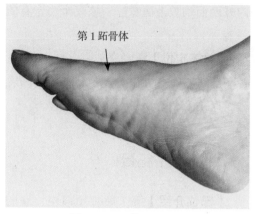

图 12-25　第 1 跖骨体

长。底的后面有三角形的关节面与骰骨相关节；底的内侧接第 4 跖骨；底的外侧有一乳头状突起，称为第 5 跖骨粗隆，为肌的附着部；底的下面有一浅沟，有小趾展肌肌腱通过。其体呈扁平状。（图 12-27）

【体表定位】第 5 跖骨粗隆在足的外侧缘中部明显地隆起于皮下，很容易摸到。由此向前可摸到第 5 跖骨体及头，由此向后与外踝尖连一线，其中点稍前方是跟骨与骰骨间的跟骰关节。

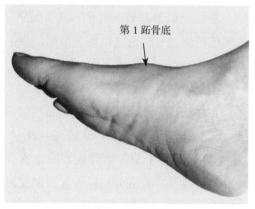

图 12-26　第 1 跖骨底

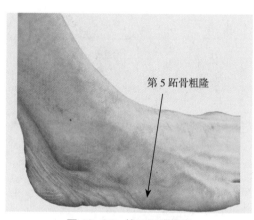

图 12-27　第 5 跖骨粗隆

十、第 5 跖骨

【部位介绍】第 5 跖骨较第 1 跖骨略。

第二节　肌性标志

一、跟腱

【部位介绍】跟腱为身体最长、最坚强的肌腱，长约 15cm，起于小腿中部，由腓肠肌和比目鱼肌合成。肌腱由上向下逐渐增厚、变窄，在踝后部最窄，止于跟骨结节后面下半部。（图 12-28、29）

【体表定位】触诊在小腿下端及踝关节的后方摸到的粗大肌腱为跟腱。

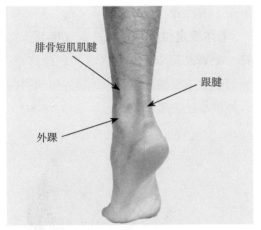

图 12-28　跟腱

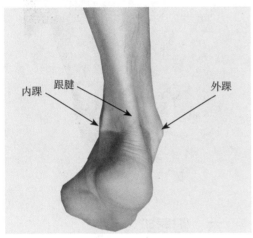

图 12-29　跟腱

二、跨短伸肌

【部位介绍】跨短伸肌位于趾短伸肌的内侧，起自跟骨前端的上面和外侧面及伸肌下支持带，为弱小的梭形扁肌，肌纤维斜向前内方，移行于细腱，抵止于跨趾第 1 节趾骨基底部的背面。跨短伸肌的作用是伸跨趾。（图 12-30）

【体表定位】嘱被检查者重复跨趾跖趾关节伸展，足背的趾长伸肌肌腱的外侧观察到的一个隆起的肌肉结构即是跨短伸肌肌腹。

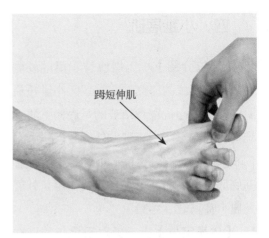

图 12-30　跨短伸肌

三、趾短伸肌

【部位介绍】趾短伸肌在足背的后外侧，亦即在外踝之前方，在跗骨窦入口的前方起自跟骨前端的上面和外侧面及伸肌下支持带，行于细腱，腱与趾长伸肌肌腱斜行交叉，分别移行于第 2 到第 4 趾的趾背腱膜。趾短伸肌的作用是伸第 2~4 趾。（图 12-31）

【体表定位】嘱被检查者 2~5 趾近节趾骨背伸，给予或不给予阻力，即可观察到趾短伸肌肌腹，位居外踝前和趾长伸肌肌腱外侧。

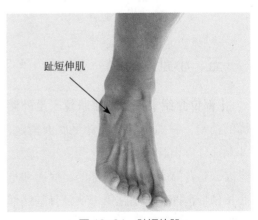

图 12-31　趾短伸肌

四、小趾展肌

【部位介绍】小趾展肌位于足的外侧缘，足底腱膜的深侧，前端位于小趾短屈肌的外侧；起自跟骨结节的足底侧，肌纤维向前移行于两个短腱，外侧腱抵止于第5跖骨粗隆，内侧腱止于小趾第1节趾骨基底部的足底面。小趾展肌的作用是外展及屈小趾。（图13-32）

【体表定位】检查者左手手指勾握在被检查足的外侧缘，要求被检查者反复外展小趾。在指下即可触及小趾展肌的收缩。

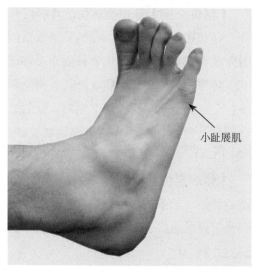

图 12-32　小趾展肌

五、小趾短屈肌

【部位介绍】小趾短屈肌位于足外侧缘的前端，深面与第5跖骨足底面紧贴，外侧部分为小趾展肌遮盖，为一小纺锤形肌肉；起自第5跖骨基底部的足底面和足底长韧带，抵止于小趾第1节趾骨基底部跖侧面的内侧。小趾短屈肌的作用是屈小趾第1节趾骨。（图12-33）

【体表定位】检查者右手双指紧压在第5跖骨跖侧面上，稍向足内侧缘移动，即可触及小趾短屈肌。小趾短屈肌肌腹的外侧被小趾展肌覆盖。

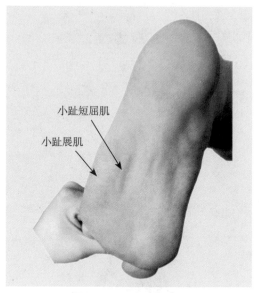

图 12-33　小趾短屈肌

六、姆展肌

【部位介绍】姆展肌位于足底内侧缘皮下，其外侧为姆短屈肌，属于坚强的羽状肌；主要起自跟骨结节的内侧及舟骨粗隆，部分肌束起自足底腱膜和屈肌支持带，肌束向前移行于坚强的肌腱。其腱与姆短屈肌内侧腹愈着后，止于第1节趾骨基底部的跖侧。腱内常有一籽骨存在。姆展肌收缩时，使姆趾远离中趾而外展，对维持足弓也起主要作用。（图12-34、35）

【体表定位】检查者右手手指散开握紧足内侧缘，让被检查者第1跖骨上的姆趾充分外展或背屈，在足内侧缘即可触诊到蹋展肌的收缩，特别是在内侧楔骨和足舟骨的跖侧面。

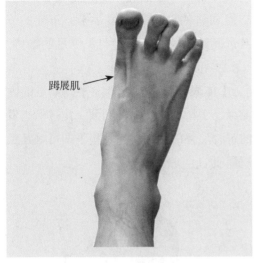

图 12-34　蹋展肌 1

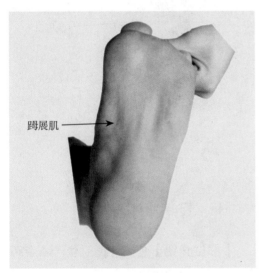

图 12-35　蹋展肌 2

七、蹋短屈肌

【部位介绍】蹋短屈肌位于足内侧缘前端的皮下，蹋展肌肌腱的外侧及深面，直接与第 1 跖骨相贴；起于内侧楔骨的底面、胫骨后肌肌腱和足底面的各个肌腱。

肌束向前分成两个肌腹，两肌腹之间的底面有蹋长屈肌肌腱经过。内侧肌腹与蹋展肌合成一腱，止于蹋趾第 1 节趾骨基底部跖面的内侧；外侧肌腹与蹋收肌斜头合成一腱，抵止于蹋趾第 1 节趾骨基底部跖面的外侧。这两个腱内各包含一玉米粒大小的扁形籽骨，二籽骨之间借纤维软骨相连，在其足底面形成一沟，沟内有蹋长屈肌肌腱经过，故该沟可起滑囊作用。蹋短屈肌除有维持足弓的作用外，还可屈蹋趾的第 1 节趾骨。（图 12-36）

【体表定位】第 1 跖骨上的蹋趾跖屈检查者左手双指尽量勾紧籽骨后面的第 1 跖骨跖侧面，稍向足内侧缘移动，即可触及蹋短屈肌内侧肌束，稍向足外侧缘移动，即可触及蹋短屈肌的外侧肌束，其他部分被蹋长屈肌肌腱所覆盖。

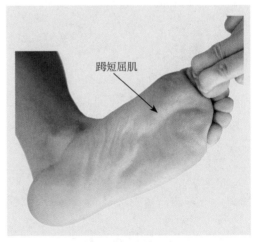

图 12-36　蹋短屈肌

八、蹋收肌

【部位介绍】蹋收肌位于足底中部，分为斜头及横头。斜头位于趾长屈肌肌腱、蚓状肌和跖方肌的深面，其深面紧贴骨间肌。斜头呈纺锤形，肌纤维起自足底长韧带、腓骨长肌肌腱、外侧楔骨跖面和第 2~3 跖骨基底部的足底面，肌纤维斜向前内方与跨短屈肌内侧腹合成一腱，止于跨趾第 1 节趾骨基底部跖侧面的外侧。横头较弱，位于跨长屈肌肌腱和蚓状肌的深面，横列于第 2~5 跖骨头的足底面。此部有时可以单独成为一个小肌，即所谓足横肌。横头以单独肌束起自第 3~5 跖趾关节囊，肌纤维横行向内，至跨趾第 1 节趾骨后面，移行于斜头的肌腱。跨收肌的作用是向足底中线牵引跨趾，并屈跨趾。（图 12-37）

【体表定位】检查者左手拇指置于第 1 跖骨间隙跖面，其余四指充分紧握在足外侧面上，嘱被检查者在第 1 跖骨上屈跨趾，拇指下可触及跨收肌的收缩。

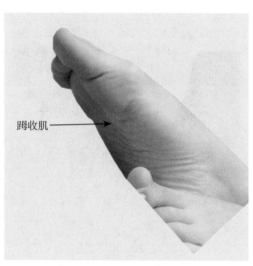

图 12-37　跨收肌

九、趾短屈肌

【部位介绍】趾短屈肌位于足底中部，与上肢的指浅屈肌相当，在足底腱膜的深侧，呈梭形，与跖腱膜关系密切；起自跟骨结节及足底腱膜，肌纤维向前移行于 4 个肌腱，分别至第 2~5 趾。趾短屈肌的作用是屈第 2~5 趾跖趾关节及近侧趾间关节，并参与足纵弓的维持。（图 12-38）

【体表定位】检查者左手握紧足的内侧缘，手指放在足的跖侧面，让被检查者的趾骨反复的跖屈，在手指下即可触及趾短屈肌。

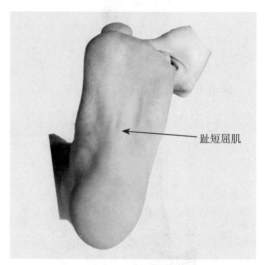

图 12-38　趾短屈肌

十、骨间背侧肌

【部位介绍】骨间背侧肌位于 4 个跖骨间隙内，每条肌肉起自相邻两跖骨的侧面。第 1 骨间背侧肌的肌腱向前，绕过第 2 趾的第 1 节趾骨内侧面，部分抵止于该节趾骨基底部的内侧，部分移行于趾背腱膜。其作用为屈跖趾关节和伸趾骨间关节，使第 2 趾内收。第 2~4 骨间背侧肌分别绕过 2~4 趾第 1 节趾骨的外侧，部分止于该节趾骨基底部的外侧，部分止

于趾背腱膜。其作用为屈第 2~4 趾跖趾关节，伸趾间关节，并使第 2~4 趾外展。（图 12-39）

【体表定位】可在 4 个跖骨间隙内触诊跖骨间背侧肌。当检查者将手指对着跖骨的内侧面和外侧面放置时，则可在手指下直接触及 4 条骨间背侧肌。

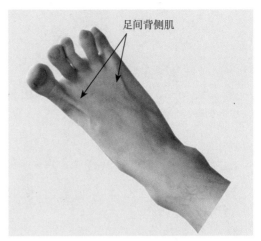

图 12-39　足间背侧肌